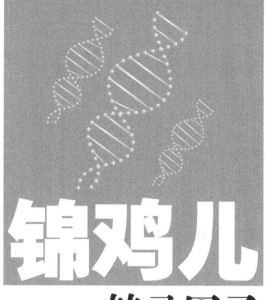

U0349139

锦鸡儿

MYB转录因子功能研究

李国婧　杨飞芸　等　著

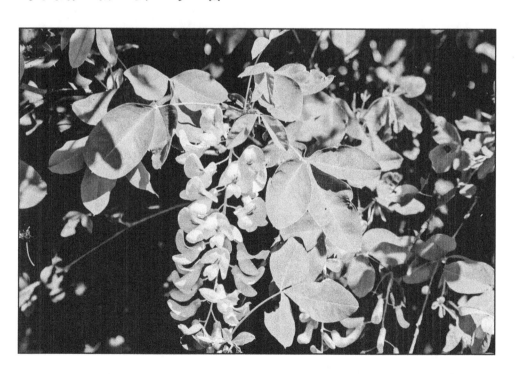

中国农业科学技术出版社

图书在版编目（CIP）数据

锦鸡儿MYB转录因子功能研究／李国婧等著．--

北京：中国农业科学技术出版社，2022.1

ISBN 978-7-5116-5602-5

Ⅰ.①锦… Ⅱ.①李… Ⅲ.①锦鸡儿-基因转录-研

究 Ⅳ.①R282.71

中国版本图书馆CIP数据核字（2021）第252436号

责任编辑	李冠桥	
责任校对	贾海霞	
责任印制	姜义伟　王思文	
出 版 者	中国农业科学技术出版社	
	北京市中关村南大街12号　邮编：100081	
电　　话	（010）82109705（编辑室）　　（010）82109702（发行部）	
	（010）82109709（读者服务部）	
传　　真	（010）82106625	
网　　址	http://www.castp.cn	
经 销 者	各地新华书店	
印 刷 者	北京建宏印刷有限公司	
开　　本	170 mm×240 mm　1/16	
印　　张	10.75　彩插 8面	
字　　数	201千字	
版　　次	2022年1月第1版　2022年1月第1次印刷	
定　　价	56.00元	

《锦鸡儿 MYB 转录因子功能研究》
著者名单

主　　著：李国婧　杨飞芸

副 主 著：梁　燕　王瑞刚

参著人员：杨　杞　柴文娟　冯宗琪

　　　　　郝志霞　邢丹丹

内容简介

　　MYB 转录因子家族是植物中成员数量最多、参与生物学过程最广泛的转录因子家族之一，其成员主要参与植物发育、物质代谢、细胞分化以及胁迫应答等多种生物学过程。内蒙古农业大学植物逆境生理与分子生物学内蒙古自治区重点实验室和内蒙古自治区植物基因资源挖掘与分子育种工程技术研究中心通过多年的研究，阐明了柠条锦鸡儿和中间锦鸡儿 MYB 转录因子家族多个基因的功能，为植物基因资源挖掘、保护、利用和锦鸡儿属植物育种及其综合利用提供了理论依据。

前　言

转录因子又被称为反式作用因子，可以特异性地识别并结合基因启动子的顺式作用元件，起始下游基因的表达。高等植物转录因子数量众多，由于这些转录因子在结构、转录、翻译、结合等方面功能的不同，被分为多个家族，主要包括MYB 转录因子家族、NAC 转录因子家族、WRKY 转录因子家族、bZIP 转录因子家族、bHLH 转录因子家族以及 AP2/EREBPA 转录因子家族等。其中，MYB 转录因子家族是成员数量最多、参与生物学过程最广泛的转录因子家族，其成员主要参与植物发育、物质代谢、细胞分化以及胁迫应答等多种生物学过程。植物MYB 转录因子可以简单分成 4 类，具有广泛的生物学作用，几乎参与植物生长、发育和代谢的各个方面。

本著作作者所在课题组经过十多年的潜心研究，对西北荒漠地区重要造林、绿化植物柠条锦鸡儿和中间锦鸡儿的 MYB 转录因子家族进行了详细研究。分析了这类转录因子的结构，对其功能进行了研究，借助模式植物拟南芥和蒺藜苜蓿对其功能进行了验证。为研究植物 MYB 转录因子家族提供了重要的基因源，为改善植物各方面的性能提供了有效的途径，为锦鸡儿属植物分子育种和进一步开发利用提供了思路。可供植物学、林学等相关研究领域的研究者参考。

本著作由内蒙古自治区科技计划项目"乡土树种的收集、组学解析及其优异种质资源挖掘利用（2019GG007）"、内蒙古自然科学基金重大项目"柠条高抗基因资源的多组学解析及其遗传修饰新种质创制（2019ZD05）"，内蒙古自治区高等学校创新团队发展计划（NMGIRT2222）和内蒙古农业大学生命科学学院科研创新团队（TD202101）资助。研究工作依托内蒙古自治区植物逆境生理与分子生物学重点实验室和内蒙古自治区植物基因资源挖掘与分子育种工程技术研究中心，由内蒙古自治区科技创新团队与内蒙古自治区产业创新人才团队（草原英才工程）完成。蒙树生态建设集团有限公司林木育种企业内蒙古自治区重点实验室和农业基因组大数据内蒙古自治区工程技术研究中心参与了部分工作。

本著作在撰写过程中参考了较多国内外同行的相关文献和资料，在此表示诚挚的感谢。

由于作者水平有限，书中难免存在不足之处，敬请读者批评赐教。

李国婧

2020 年 2 月 2 日

目　　录

第一章　MYB 转录因子

一、MYB 转录因子概况

转录因子（Transcription factor，TF）又被称为反式作用因子，可以特异性地识别并结合基因启动子的顺式作用元件，起始下游基因的表达。转录因子一般包含 DNA 结合区（DNA-binding domain）、转录调控区（Transcription regulation domain）、核定位信号区（Nuclear localization signal）以及寡聚化位点（Oligomerization site）。高等植物转录因子数量众多，由于这些转录因子在结构、转录、翻译、结合等方面的不同，被分为多个家族，主要包括 MYB 转录因子家族、NAC 转录因子家族、WRKY 转录因子家族、bZIP 转录因子家族、bHLH 转录因子家族以及 AP2/EREBPA 转录因子家族等（图 1-1）。其中，MYB 转录因子家族是成员数量最多、参与生物学过程最广泛的转录因子家族，其成员主要参与植物发育、物质代谢、细胞分化以及胁迫应答等多种生物学过程。

1982 年，Klempnauer 等从禽成髓细胞瘤病毒（Avian myeloblastosis virus）中鉴定出第一个 *MYB* 基因——*v-myb*，该基因为原癌基因，能直接导致急性成髓细胞白血病。随后发现在正常的动物细胞中也存在相应的原癌基因 *c-myb*。研究结果表明，v-MYB 和 c-MYB 蛋白都定位在细胞核中，与核基质和染色质相连，具有 DNA 结合活性和转录调节功能。1987 年，Paz-Ares 等首次从单子叶植物玉米中克隆出了与色素合成相关的 *ZmMYBCl* 基因。自此以后，大量 *MYB* 基因从各种

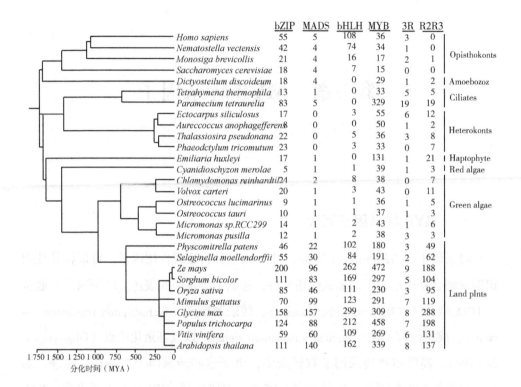

	bZIP	MADS	bHLH	MYB	3R	R2R3	
Homo sapiens	55	5	108	36	3	0	
Nematostella vectensis	42	4	74	34	1	0	Opisthokonts
Monosiga brevicollis	21	4	16	17	2	1	
Saccharomyces cerevisiae	18	4	7	15	0	0	
Dictyosteilum discoideum	18	4	0	29	1	2	Amoebozoz
Tetrahymena thermophila	13	1	0	33	5	5	Ciliates
Paramecium tetraurelia	83	5	0	329	19	19	
Ectocarpus siliculosus	17	0	3	55	6	12	
Aureccoccus anophagefferens	8	0	0	50	1	2	Heterokonts
Thalassiosira pseudonana	22	0	5	36	3	8	
Phaeodctylum tricomutum	23	0	3	33	0	7	
Emiliaria huxleyi	17	1	0	131	1	21	Haptophyte
Cyanidioschyzon merolae	5	1	1	39	1	3	Red algae
Chlamydomonas reinhardtii	24	2	8	38	0	7	
Volvox carteri	20	1	3	43	0	11	
Ostreococcus lucimarinus	9	1	1	36	1	5	Green algae
Ostreococcus tauri	10	1	1	37	1	3	
Micromonas sp.RCC299	14	1	2	43	1	6	
Micromonas pusilla	12	1	2	38	3	3	
Physcomitrella patens	46	22	102	180	3	49	
Selaginella moellendorffii	55	30	84	191	2	62	
Ze mays	200	96	262	472	9	188	
Sorghum bicolor	111	83	169	297	5	104	
Oryza sativa	85	46	111	230	3	95	Land plnts
Mimulus guttatus	70	99	123	291	7	119	
Glycine max	158	157	299	309	8	288	
Populus trichocarpa	124	88	212	458	9	198	
Vitis vinifera	59	60	109	269	6	131	
Arabidopsis thailana	111	140	162	339	8	137	

1 750 1 500 1 250 1 000 750 500 250   0
分化时间（MYA）

图 1-1 真核生物转录因子家族进化关系

植物中被分离、鉴定出来，如从金鱼草、棉花、大豆、苹果、白菜等植物中分离鉴定出了各种功能不同的 MYB 蛋白。拟南芥基因组编码超过 198 个 MYB 转录因子，玉米基因组中有 80 多个 MYB 转录因子，棉花中大约有 200 个 MYB 转录因子。

二、MYB 转录因子的结构

植物的 MYB 转录因子以其 DNA 结合区（DNA-binding domain）含有一个或多个高度保守的 MYB 结构域为共同特征。MYB 结构域是一段含有 51~53 个氨基酸的肽段。一般 MYB 蛋白的 N 端含有 1~3 个 MYB 结构域（R1、R2 和 R3），这几个结构域是串联的、不完全重复的（图 1-2）。每个 MYB 结构域折叠成螺旋-转角-螺旋（Helix turn helix，HTH）结构，与 DNA 双螺旋的大沟结合并识别序列信息（图 1-3）。在每个 MYB 结构域中，大多都含有 3 个保守的色氨酸残基（被 18~19 个氨基酸隔开），起着疏水核心的作用，对于维持 HTH 的构型有着重要意义。在 R2R3-MYB 转录因子中，R3 结构域中的第一个色氨酸有时会被同是芳香族氨基酸的苯丙氨酸（F）或是亮氨酸（L）、异亮氨酸（I）等疏水性氨基酸所替代。在 C 端和保守的 DNA 结合结构域之间存在一个转录激活功能域，一般由大量酸性氨基酸组成。此外，还有一个不完全界定的负调节域。

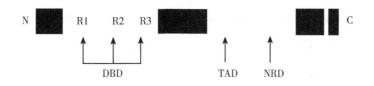

图 1-2　MYB 转录因子功能域结构

注：R1~R3 为 3 个串联的、不完全重复的 MYB 区域；DBD 为 DNA 结合区；

TAD 为反式激活域；NRD 为负调节域。

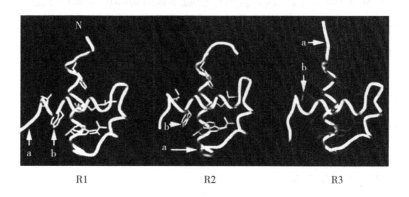

a. 主链；b. 疏水核心。

图 1-3　核磁共振（NMR）得到的 c-MYB 蛋白的 R1、R2 和 R3 亚基

三、MYB 转录因子的分类

植物 MYB 转录因子可以简单分成 4 类。一是只含有 1 个 MYB 结构域的 1R-MYB/MYB-related 亚家族,其 MYB 结构域可出现在蛋白质的任意位置,即氨基端、羧基端或中间位置。如拟南芥的 LHY (Late elongated hypocotyl)、CCA1 (Circadian clock associated 1) 和 CPC1 (Caprice1) 蛋白、玉米的 IBP1 (Initiator-binding Protein 1) 蛋白。这类蛋白是重要的端粒结合蛋白,其功能可能是调节基因转录和维持染色体结构的完整性。在细胞形态建成、次级代谢调控、植物昼夜节律调控、器官形态建成、叶绿体形成以及起始磷酸化过程中发挥作用。二是含有 2 个 MYB 结构域的 R2R3-MYB 亚家族,此亚家族是植物中成员最多的 MYB 亚家族。其中拟南芥 (Arabidopsis thaliana) 有 137 个,水稻 (Oryza sativa) 有 95 个,葡萄 (Vitis vinifera) 有 131 个,大豆 (Glycine max) 有 288 个。该亚家族成员功能繁杂,广泛参与植物生长发育、细胞命运、初级和次级代谢,以及非生物和生物胁迫响应等过程。三是含有 3 个 MYB 结构域的 R1R2R3-MYB 亚类,植物中数量较少,与动物和真菌的 R1R2R3-MYB 蛋白高度同源,例如拟南芥的 MYB3R1 和 MYB3R4 蛋白。这类蛋白在控制细胞周期和调节细胞分化上起重要作用。四是含有 4 个 MYB 结构域的 4R-MYB 亚家族。目前该类 MYB 蛋白在多种植物中陆续被发现,但研究相对较少。

四、MYB 转录因子的功能

植物 MYB 转录因子是一个转录因子大家族,具有广泛的生物学作用,几乎参与植物生长、发育和代谢的各个方面。

1. 调控植物生长发育

MYB 转录因子对细胞形态和模式建成功能的研究比较多。拟南芥的 TTG (Transparent Testa Glabra)、GL2 (Glabra2)、CPC (Caprice) 和 WER (Werewolf) 基因与根毛发育有关。TTG 基因编码 WD 类蛋白,GL2 基因编码一个同源异形蛋白，*CPC* 基因和 *WER* 基因分别编码只含一个 MYB 结构域的 MYB 蛋白和一个 R2R3-MYB 蛋白，这两个蛋白是决定根表皮细胞命运的重要因素，它们可能与同一个 R 类的 bHLH 蛋白相互作用。CPC 蛋白和 bHLH 蛋白互相作用形成没有活性的蛋白复合体，此复合体无法激活 *GL2* 基因的表达，从而使得细胞分裂、形成突起、产生成毛细胞。WER 蛋白与 bHLH 蛋白互相作用产生具有转录活性的蛋白复合体，一方面 MYC 类蛋白通过与 *GL2* 基因启动子区的 MYB 蛋白结合位点的结合来激活 *GL2* 基因的表达，从而抑制根毛的形成而产生不成毛细胞；另一方面在不成毛细胞中调节与细胞分裂以及成熟相关基因的表达，抑制细胞的分裂。以上研究表明，根表皮细胞的形态建成是 CPC 蛋白和 WER 蛋白活性协调作用的结果。同样，棉花的 *GhMYB109* 基因对棉花纤维的发生和生长伸长具有重要作用。

MYB 转录因子参与花和种子的发育。目前已知的参与拟南芥花发育的 *R2R3-MYB* 基因有 *AtMYB21*、*AtMYB24*、*AtMYB35*、*AtMYB57*、*AtMYB80*、*AtMYB99* 和 *AtMYB108*。拟南芥雄蕊发育时，赤霉素通过促进茉莉酸合成调控 *AtMYB21*、*AtMYB24* 和 *AtMYB57* 的表达，从而控制花丝发育和花粉形成。*AtMYB56* 调控拟南芥种子发育，其功能缺失突变体种子比野生型小，过表达株系种子则比野生型种子大。

MYB 转录因子调控其他组织器官的发育。*AtMYB37*（*RAX1*）、*AtMYB38*（*RAX2*）和 *AtMYB84* 促进腋芽分生组织的形成，且功能部分冗余。*AtMYB91*（*AS1*）与 KNOX 蛋白以相互竞争的方式调控拟南芥茎细胞的发育与叶脉形态的建成。*AtMYB93* 负调控拟南芥侧根的生长，与野生型相比，其突变体植物侧根发育更快而且侧根数目增多，而 *AtMYB93* 过表达株系表现出与突变体相反的表型。*AtMYB30* 对拟南芥的植物形态建成是至关重要的。大豆 *GmMYB181* 主要在花中特异性表达，在拟南芥中过表达该基因后，转基因拟南芥植株形态和一些器官结构出现变化，包括花被片向外卷曲、种荚变小、植物分支变多而且植株变矮。

2. 参与植物胁迫应答

植物在自然界度过其短暂或漫长的一生，通常会经历各种非生物和生物胁迫。由于不能像动物一样主动躲避侵害，所以在漫长的进化过程中，植物发展出来一套复杂而有序的抗逆机制。大量研究表明，非生物或生物胁迫会触发植物MYB 转录因子的表达，从而直接或间接调控相应抗性基因的表达，帮助植物抵抗各种极端环境或各种生物的侵害。

（1）MYB 转录因子与生物胁迫。植物在自然环境中不可避免地会遭受各种病虫侵害，通过超敏反应、细胞程序性死亡、活性物质和细胞结构改变等方式，将这些生物胁迫的影响降到最低。已有许多 MYB 转录因子被证实参与植物抵抗病虫害的过程。拟南芥 *AtMYB96* 基因参与 ABA 介导的植物免疫反应，通过诱导水杨酸的合成来提高植物的抗病性。另一个拟南芥 MYB 转录因子 *AtMYB72*，则能参与植物抵抗根际微生物侵害应答过程。*AtMYB30* 能快速专一地调控拟南芥应答病原菌侵害过程，其过表达株系在受到病原菌侵害时能加速超敏反应，使被侵染部位更快发生细胞程序性死亡来保护植物，而突变体植株超敏反应被抑制。小麦 *TaPIMP1* 基因响应多种非生物胁迫，过表达 *TaPIMP1* 基因使小麦抵抗小麦根腐病侵害的能力增强并对干旱胁迫表现出更好的耐受性，同时 *RD22*、*TLP4* 和 *PR1a* 等与 ABA、水杨酸调控有关的基因表达上调，*TaPIMP1* 基因抑制表达株系则表现出对胁迫更敏感的表型，说明小麦 *TaPIMP1* 基因正调控植物抵抗麦根腐平脐蠕孢菌和干旱胁迫。

（2）转录因子与非生物胁迫。在所有非生物胁迫中，干旱、盐碱是影响作物产量与质量最主要的两个因素。高盐与干旱胁迫会诱导植物体内很多转录因子的表达，ABA 在植物应答逆境胁迫过程中起着非常关键的作用，大多数与胁迫有关的转录因子都受到 ABA 的诱导，并以 ABA 依赖或者非依赖途径参与胁迫应答。目前被证实的依赖于 ABA 的转录因子有 MYB、bZIP、AREB/ABF 和 MYC 等；ABA 非依赖型的转录因子有 DREB2、CBF4 等，ABA 非依赖型转录因子通过结合下游基因的顺式作用元件激活其表达（如 *RD29A*、*RD29B*、*RD20A*、*COR*、*RD22* 等），最终提高植物对胁迫的耐受性；同时，很多转录因子以 ABA 依赖或 ABA 非依赖两种途径参与植物抵抗胁迫的过程。

许多 MYB 转录因子参与植物的抗逆反应。在干旱胁迫中，大部分 MYB 转录因子的作用与 ABA 有关，如大豆的 156 个 MYB 转录因子中有 43 个基因受 ABA 调控参与干旱胁迫应答。拟南芥的 *AtMYB60* 和 *AtMYB90* 通过 ABA 信号级联放大调控气孔运动，参与干旱胁迫和病原菌抗性的调控。葡萄的 *VvMYB60*、拟南芥的 *AtMYB44/AtMYBR1* 和同亚族的 *AtMYB70*、*AtMYB73*、*AtMYB77/AtMYBR2* 及 *At-MYB52* 通过调控 ABA 介导的气孔关闭来应答非生物胁迫。*AtMYB13*、*AtMYB15*、*AtMYB33* 和 *AtMYB101* 参与 ABA 介导的应答环境信号反应，*AtMYB15* 也参与了抗寒性。*AtMYB2* 调控 ABA 信号通路诱导响应盐和脱水基因的表达。*AtMYB62* 参与对磷酸盐缺失的应答。*AtMYB102/AtMYB4* 和 *AtMYB41* 有助于植物抵抗昆虫和损伤后可能发生的脱水和渗透胁迫应答。*AtMYB68* 基因在根中柱鞘细胞中特异表达，根中的 *AtMYB68* 活性在高温胁迫下增强，而 *myb68* 突变体的生长活力要比野生型低，说明 *AtMYB68* 参与了高温应答反应。水稻中的 *Osmyb4* 基因过表达能显著提高转基因植物对低温的耐受性。拟南芥的 *AtMYB108* 参与生物和非生物胁迫的应答。

3. 调控植物物质代谢

类黄酮化合物（Flavonoids）广泛存在于植物中，是一类低分子量的多酚类次级代谢产物，对于植物抵抗病虫害、响应非生物胁迫、开花结果及种子等器官着色具有重要的意义。影响类黄酮化合物生成途径的基因主要有两类，结构基因和调节基因。结构基因主要包括苯丙烷代谢途径中的一系列重要酶。起到调节作用的主要是由 MYB、bHLH 和 WD40 蛋白所组成的 MBW 三联体。MYB 转录因子主要通过和类黄酮合成通路上一些关键酶基因启动子的顺式作用元件相结合，启动或抑制某些基因的表达从而调控类黄酮化合物的合成。已有的启动子结合凝胶阻滞实验分析表明，大多数参与苯丙烷途径的酶基因启动子区都具有 AC 富集基序，许多 R2R3-MYB 转录因子能特异性识别并结合到 AC 富集区域，激活这些基因的表达。拟南芥 R2R3-MYB 第 7 亚组的 AtMYB11、AtMYB12 和 AtMYB111 通过与黄酮合成通路中的 *CHS*（查尔酮合成酶，Chalcone synthase）、*CHI*（查尔酮异构酶,Chalcone isomerase)、*F3H*(黄酮烷-3-羟化酶,Flavanone-3-hydroxylase)以及 *FLS*（黄酮醇合成酶,*Flavonol synthase*）基因相结合,完成对黄酮醇代谢的调控。*myb11*、*myb12*、*myb111* 三突变体由于第 7 亚组 *MYB* 基因的缺失导致其植株体内不能完成类黄酮的积累,但是花青素的合成不受影响。*AcMYB1* 基因是在洋葱（*Allium cepa*）类黄酮代谢通路侧支上分离得到的一个 *R2R3-MYB* 基因,瞬时过表达以及 RNAi 实验结果表明 *AcMYB1* 基因正调控洋葱花青素的合成。*MsMYB12* 和 *MsMYB22* 基因在红富士苹果（*Malus sieversii f. niedzwetzkyana*）原花青素和黄酮醇合成过程中起到关键作用,*MsMYB12* 能与 bHLH3、bHLH33 互作从而调控原花青素的合成,*MsMYB22* 则直接结合到 *FLS* 基因启动子区起始黄酮醇的合成。总体来说,MYB 转录因子参与次生物质代谢过程需要多基因、多蛋白协助。

目前多个物种中已有数量众多的 MYB 转录因子被分离鉴定出来,但想要全面详细了解其在植物生长发育、抵抗生物非生物胁迫及代谢过程中的调控机制仍有赖于更多的 MYB 转录因子的克隆和深入的功能分析。

第二章　锦鸡儿属植物

第一节　概述

一、锦鸡儿属植物概况

锦鸡儿属植物隶属于豆科，是亚欧大陆的特有植物资源，大多数锦鸡儿属植物属于落叶灌木（图2-1）。我国现已查明的锦鸡儿属植物有66种，从森林区、草原区到荒漠区都有分布，但主要分布于东北、华北、西北和西南的干旱和半干旱地区。锦鸡儿属植物具有广泛的适应性和很强的抗逆性，在长期抵御逆境的过程中，形成了一系列适应在恶劣环境下生存的特有机制。如其根系非常发达，吸收深层土壤水分的能力非常强；可以从茎部萌生出大量枝条，形成稠密的灌丛；叶退化为条形、狭条形或线性，甚至变成硬刺；种子皮薄，容易吸水，发芽快等。除以上典型的抗逆结构外，中间锦鸡儿的豆荚呈现不同颜色。大多数中间锦鸡儿的豆荚为红色，但有少量呈现绿色，并且不同个体豆荚颜色不完全相同，初步推测其与环境适应相关。

对锦鸡儿营养成分及代谢产物的研究发现，其蛋白质、脂肪、碳水化合物、维生素、矿物质等营养成分含量丰富，同时含有类黄酮、芪类、苯丙素、香豆素、萜类、甾体、凝集素、生物碱等多种次级代谢产物。作为传统中药、藏药药

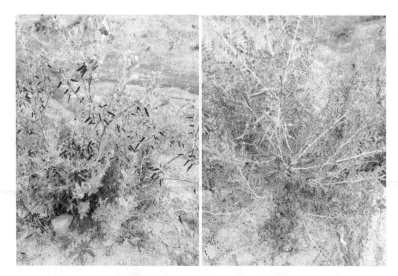

图 2-1 柠条锦鸡儿（左）和中间锦鸡儿（右）

材在《滇南本草》《纲目拾遗》《草木便方》等多部医药典籍中列出，其花、根（金雀根）等部位均可入药。目前已知的主要生物活性有：抗菌、抗病毒、抗肿瘤、抗炎、抗氧化、抗过敏、中枢神经系统相关活性、止痛、治疗血液系统疾病、抗糖尿病活性以及凝集素的选择性活性等。

类黄酮是锦鸡儿中迄今为止被发现的最重要的活性成分。目前已报道的锦鸡儿属类黄酮化合物主要有 4 种骨架：黄酮类（Flavones）、黄酮醇类（Flavonols）、异黄酮类（Isoflavones）和紫檀素类（Medicarpin）。其中 Flavones 型结构的报道较少，另 3 种结构的报道较多。如 Jin 等从锦鸡儿（*Caragana sinica*）根中分离到的两种低聚芪类化合物（Caragasinin）清除 DPPH 自由基和防止脂类过氧化的能力很强。Olennikov 等从树锦鸡儿（*Caragana arborescens*）开花的枝条中分离到 20 种活性物质，包括已经有过报道的槲皮素、异槲皮素和芦丁以及之前未见报道的 β-谷甾醇、β-谷甾醇-3-O-葡萄糖苷、伞形酮和山奈酚等，并对其活性开展了研究。Zheng 等从刺锦鸡儿（*Caragana pruinosa*）根部分离到被称为 Pruinosanone 的异黄酮类化合物具有抗炎活性，其机理是通过抑制诱导型一氧化氮合酶蛋白的表达，从而抑制 NO 的产生，使其不产生细胞毒性。结构-活性关系分析表明，融合的 2-异丙烯基-2,3-二氢呋喃结构对这些化合物的活性起着至关重要的作用。He 等研究了锦鸡儿总黄酮对人脑微血管内皮细胞（BMECs）缺氧/复氧（H/R）损伤的保护作用，试验结果表明，锦鸡儿总黄酮对 H/R 诱导的 BMECs 损伤具有剂量依赖性的保护作用，并可能通过激活 HIF-1α-VEGF-Notch 1 信号通路促进 BMECs 的血管生成。从鬼箭锦鸡儿（*Caragana Jubata*）中提取的类黄酮类物质具有较高的抗氧化活性，其 DPPH 自由基清除率和脂质过氧化抑制率均高于阳性对照维生素 C 和 BHT，并且 IC_{50} 值较低。

中间锦鸡儿（*Caragana intermedia*）形态与小叶锦鸡儿（*Caragana microphylla*）、柠条锦鸡儿（*Caragana korshinskii*）相似，一般认为是二者的中间类型或杂交种，主要分布在山西、陕西、宁夏、内蒙古等地。这 3 种锦鸡儿的栽培种统称为柠条。柠条抗旱、抗冷、耐盐碱、耐贫瘠，是我国西北干旱荒漠地区植树造林的重要树种。柠条根系发达，分蘖能力较强，柠条林可以起到防风固沙、保持水土的作用，因此柠条锦鸡儿和中间锦鸡儿是生态造林的先锋树种，在生态建设中发挥着重要作用。

柠条是优良的豆科饲用灌木，营养丰富，含有较多的氨基酸和蛋白质。骆驼和羊喜食，牛、马采食较少。柠条草场一年四季可以放牧，尤其是冬春季节以及干旱灾害年份，其他牧草难以生长，而柠条却生长良好，成为牲畜的"救命草"。柠条的叶、花、果荚以及嫩枝都可被牲畜采食。

除可被牲畜直接采食外，柠条平茬后的枝条可粉碎加工作为饲料添加剂。柠条枝叶的综合营养价值极高，甚至高于紫花苜蓿、玉米和很多禾本科作物秸秆，但是不同种类和不同生长时期的柠条营养价值存在很大差别，在利用时要有针对性。

柠条作为饲草时有其固有缺陷，例如枝条木质化较快、粗硬有刺，含有较多的"阻食剂"鞣质而产生特殊的气味。这些因素均影响柠条的适口性，降低其饲用价值。利用常规育种和分子育种的手段培育更加适合饲用的柠条新品种，是解决这些问题的有效手段之一。

柠条是优良的蜜源植物；花、种子、根可入药；种子可榨油；柠条还可以作为造纸、纤维板材的原料。柠条还是一种潜在的生物质能源原料。此外，柠条还可以作为食用菌培养的基质。

二、锦鸡儿属植物抗逆机制研究进展

锦鸡儿属植物基因组目前尚未测序，许多关于其抗逆分子机制的研究都是基于转录组测序展开。杨杞等构建了柠条锦鸡儿（*Caragana korshinskii*）干旱消减抑制杂交文库（Suppression subtractive hybridization，SSH），并从中获得 1 286 条 EST 序列，最终拼接得到 645 条非重复序列基因（Unigenes），这些基因主要被注释到 *MYB*、*bHLH*、*WRKY*、*bZIP*、*NAC* 以及 *LEA* 家族中。Zhu 等通过对中间锦鸡儿转录组高通量测序，得到 132 条 miRNA 序列，并利用 qRT-PCR 检测了其中 12 条序列在盐胁迫下的表达情况。龙艳等对柠条锦鸡儿进行了转录组高通量测序，共组装得到 86 265 条 Unigenes，序列平均长度为 709bp，并从 15 484 个 Unigenes 中鉴定出 19 150 个 EST-SSR 分子标记。中国科学院胡赞民等通过 RNA-seq 构建了干旱和盐胁迫下柠条锦鸡儿的转录组数据库，在干旱和盐胁迫下，分别获得了 1 630 个和 1 521 个差异表达基因。在这些差异表达基因中，分别有 542 个和 529 个基因是属于干旱和盐胁迫下柠条锦鸡儿特有的。王光霞等利用二代测序技术 Illumina 平台，对脱水处理的中间锦鸡儿幼苗进行了转录组测序，获得 362 633 条 Unigenes，并鉴定出 305 种、45 706 个 SSR 标记。这些研究为挖掘柠条抗逆基因资源奠定了基础。

CiNAC3 和 *CiNAC4* 基因的表达受到干旱、盐、ABA、冷、热以及损伤的诱导；在拟南芥中过表达 *CiNAC3* 和 *CiNAC4*，与野生型（WT）相比，过表达植株在萌发时期表现出对 ABA 不敏感的表型，而且对盐胁迫的耐受性增强。另外一个中间锦鸡儿 NAC 转录因子 *CiNAC1*，其表达也受干旱、盐、高 pH 值诱导，亚细胞定位于细胞核中，过表达 *CiNAC1* 的拟南芥侧根数目明显多于野生型，根长

亦长于野生型；此外，*CiNAC1* 还参与了乙烯诱导的叶片衰老，在乙烯处理后，*CiNAC1* 过表达株系比野生型提前衰老，而且衰老相关基因和叶绿素降解基因的表达量均高于野生型。*CibHLH027* 基因的表达受 ABA、高盐、高 pH 值、热、干旱及黑暗的诱导，其亚细胞定位于细胞核中，在拟南芥中过表达 *CibHLH027*，与野生型相比，过表达植株在黑暗诱导下表现出叶片加速衰老、叶绿素含量降低、细胞死亡增多和离子渗透率增大的表型；此外，*CibHLH027* 过表达株系与野生型相比，抗旱性降低。万永青对中间锦鸡儿 *WRKY* 基因家族进行了鉴定和功能分析，并在干旱胁迫下的中间锦鸡儿转录组数据库中鉴定出了 53 条包含 WRKY 结构域的序列，最终获得了 28 个具有完整 ORF 的 *WRKY* 基因；在拟南芥中过表达 *CiWRKY75-1* 后，转基因植株在种子萌发时期对 ABA 更加敏感，同时对盐胁迫的耐受能力减弱；*CiWRKY28-1* 过表达株系对干旱胁迫的耐受力降低，在萌发时期对 ABA 更加敏感。*CiWRKY6* 和 *CiWRKY45* 基因的表达都受到干旱、盐、高 pH 值、ABA、冷和热的诱导，*CiWRKY6* 过表达株系与比野生型相比，抗旱性减弱；而 *CiWRKY45* 过表达株系和野生型相比，衰老延缓，同时衰老相关基因的表达下调。于秀敏鉴定分析了柠条锦鸡儿 *LEA* 基因家族成员，共获得 26 个具有完整 ORF 的 *LEA* 基因，并对其中 4 个基因进行了功能鉴定：过表达 *CkLEA2-2* 基因后，在幼苗生长阶段增强了拟南芥对 NaCl 和 ABA 的耐受性，过表达株系主根长于野生型；此外，在拟南芥中过表达 *CkLEA2-2*、*CkLEA2-3*、*CkLEA3-1* 和 *CkLEA4-2* 后，各基因的过表达株系与野生型相比，在种子萌发时期对 NaCl 和甘露醇（Mannitol）的敏感性降低，同时各基因的过表达植物更加抗旱，相应的 ABA 信号通路基因和胁迫响应基因的表达上调。中间锦鸡儿苯丙烷途径的一些基因也正被分离鉴定出来。过表达 *CiRS* 基因拟南芥的白芦藜醇含量增加，总黄酮含量降低。紫外线处理后，转基因株系 MDA 含量明显低于野生型，同时转基因植物提取物 DPPH 自由基清除能力高于野生型。拟南芥中过表达 *CiCHS* 基因后，内源 *CHS* 基因表达量降低，总黄酮含量增加。此外，在 *tt4* 突变体中过表达 *CiCHS* 基因可以部分补回突变体种皮透明的表型，互补株系种皮呈浅棕色。过表

达 *CiCCR1* 和 *CiCCR2* 基因的转基因拟南芥木质素含量高于野生型，且转基因植株鲜重和干重大于野生型。这些研究为探索中间锦鸡儿抗逆机制和重要功能基因的鉴定提供了可能的依据。

第二节　中间锦鸡儿豆荚代谢物研究

一、中间锦鸡儿豆荚昆虫取食率分析

中间锦鸡儿豆荚的颜色非常丰富，从绿色到红色再到深红色，变化较大，锦鸡儿属其他植物的豆荚也多呈丰富的颜色（图 2-2）。锦鸡儿属植物丰富的豆荚颜色究竟有什么现实意义？为了弄清楚这一现象的代谢调节机制，本课题组建立了中间锦鸡儿红、绿豆荚的代谢组，在对其进行深入分析的基础上，发现了红、绿豆荚在代谢水平的差异。

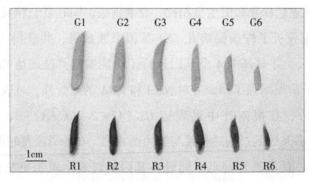

G1，R1 为结荚后 30d 的豆荚；G2，R2 为结荚后 2d 的豆荚；

G3，R3 为结荚后 20d 的豆荚；G4，R4 为结荚后 15d 的豆荚；

G5，R5 为结荚后 10d 的豆荚；G6，R6 为结荚后 5d 的豆荚。

图 2-2　中间锦鸡儿红、绿豆荚

在对豆荚颜色形成机制的研究过程中发现不同颜色豆荚的昆虫取食率不同，因此对 30 日龄中间锦鸡儿红色、绿色豆荚进行田间随机取样，调查了豆荚外观，统计了昆虫取食豆荚的个数。结果表明，经昆虫采食的豆荚和正常豆荚的豆子数量及排列、外形、颜色等均没有明显的差别（图 2-3A），但是绿色豆荚的昆虫取食率明显高于红色豆荚（图 2-3B）。

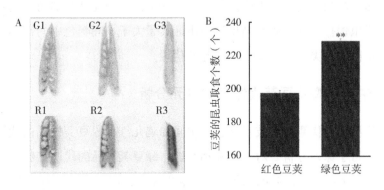

A. 昆虫取食和正常豆荚的外观和内部照片；B. 昆虫取食个数；A 图中 G1，

R1 为昆虫采食后的豆荚；G2，R2 为正常豆荚；G3，R3 为完整豆荚；

** 为差异极显著（$P<0.01$）。

图 2-3　中间锦鸡儿豆荚的昆虫取食率

通过文献检索发现有许多关于从植物中提取类黄酮等活性物质以降低昆虫取食活性的报道。Lane 等通过经典的昆虫取食实验和真菌孢子萌发试验发现，豆科植物狭叶羽扇豆（*Lupinus angustifolius*）根粗提物中分离到的 9 种 5-羟基异黄酮类化合物具有较高的昆虫拒食活性和较高的抗真菌活性。Jackowski 等测定了从啤酒花中分离到的类黄酮化合物对取食贮藏粮食产品的鞘翅目害虫的抑制作用，结果表明这些化合物对受试害虫的取食活性有显著的抑制作用。

之前有大量研究证实类黄酮类化合物具有抵御微生物病原体、害虫和大型食草动物的作用。Bhattacharya 等综述了类黄酮类物质在植物防御和抵抗生物胁迫中的作用，分析认为结构不同的各种类黄酮在植物组织中积累，被用作保护剂、抑制剂、杀土壤病原体与植物害虫的天然毒素和杀虫剂，从而防止生物入侵。腺毛是植物天然产物合成和积累的主要场所，保护植物免受昆虫的侵害。Aziz 等报道了紫花苜蓿腺毛中的原花青素作为抵御昆虫捕食的第一道防线存在。Ceballos

等的研究发现原花青素积累加强了豆科田青属植物 *Sesbania drummondii* 的种子对半翅目取食昆虫 *Hyalymenus tarsatus* 的防御能力。枫树蚜虫（*Periphyllus californiensis*）通过枫树叶子的颜色来选择宿主植物，研究发现它们更容易在枫树的黄、橙叶上定居，却很大程度上不愿意侵袭红叶的个体，因此红叶的树木会在秋季免受严重的蚜虫侵扰。这些研究结果进一步证实了关于不同颜色中间锦鸡儿豆荚昆虫取食率不同是由类黄酮含量不同引起的猜想。

二、中间锦鸡儿豆荚代谢产物多元分析

采用广泛靶向代谢组学技术建立了中间锦鸡儿红、绿豆荚样品的代谢组，并对其数据进行了深入分析。对中间锦鸡儿红、绿豆荚样品的代谢产物组成及含量进行 PCA 和 PLS-DA 等多元统计分析，结果显示，红、绿豆荚在代谢产物水平存在很大差异，代谢产物积累具有很强的发育时期特异性及豆荚颜色特异性。从 PCA 和 PLS-DA 的得分图（图2-4）可以看出，不同发育时期、不同颜色样品明显分布在不同区域。

对质控样品（QC）及豆荚样品的 PCA 分析（图 2-4A）中，*X* 轴表示第一个主成分（PC1），Y 轴表示第二个主成分（PC2）。QC 样品聚集在一起，说明质谱检测稳定性好，采集的数据质量较好。PC1 和 PC2 共能解释 41.6% 的效应值，能将不同样品进行很好的区别。PLS-DA 分析（图 2-4B）中，PC1（*X* 轴）将红色和绿色豆荚样品显著区分开来，PC2（*Y* 轴）将不同发育时期（10 日龄、20 日龄和 30 日龄）豆荚样品区分开来。其中，PC1 能够解释 25.9% 的效应值，PC2 能够解释 15.6% 的效应值。因此，PLS-DA 的前两个主成分对样品分类有很高的解释效应。

PCA 和 PLS-DA 分析可得出：30 日龄豆荚与 10 日龄、20 日龄豆荚的代谢产物差异较大；而 10 日龄豆荚与 20 日龄豆荚的代谢产物差异不明显。进一步分析表明，30 日龄红色和绿色豆荚的代谢产物差异最大。

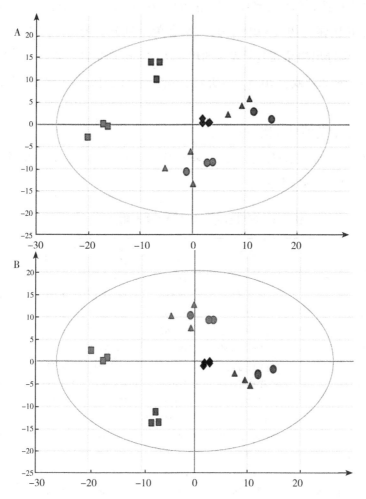

图2-4 PCA（A）和PLS-DA（B）分析显示样品间的差异（见书后彩图）

注：红色和绿色圆形分别表示10日龄红色和绿色豆荚；红色和绿色三角形分别表示20日龄红色和绿色豆荚；红色和绿色正方形分别表示30日龄红色和绿色豆荚；黑色菱形表示质控样品（QC）。

三、中间锦鸡儿豆荚差异代谢产物分析

采用广泛靶向代谢组学技术共检测到中间锦鸡儿豆荚样品557个代谢产物，

其中包括 348 个已注释的代谢产物。采用 PLS-DA 模型的 VIP 值，初步筛选出不同样品中的差异代谢产物（VIP>1.0）；结合单变量分析的 P 值和差异倍数值（Fold change）筛选出样品间差异表达的代谢产物。筛选条件：VIP>1；$P<0.05$；或/和 Fold change>2.0 或者<0.5，本研究中筛选差异代谢产物主要参考 VIP 值和 Fold change 值。

1. 不同颜色豆荚差异代谢产物分析

根据上述条件，以 30 日龄红、绿豆荚为样品，共筛选到 8 类、36 个差异明显代谢产物，具体信息见表 2-1。

表 2-1 不同颜色豆荚差异代谢产物列表

代谢产物名称	物质分类	峰面积（绿豆荚）	峰面积（红豆荚）	差异倍数（红/绿）	VIP
半胱氨酸	氨基酸	3 703 333	11 600 000	3.13	1.00
L-酪氨酸	氨基酸	2 636 667	5 270 000	2.00	1.36
酪氨酸	氨基酸	2 294 000	4 896 667	2.14	1.37
色胺	氨基酸衍生物	452 667	1 366 667	3.02	1.02
L-色胺	氨基酸衍生物	378 333	1 056 667	2.79	1.00
3,4-二羟基-L-苯丙氨酸	氨基酸衍生物	61 267	25 700	0.42	1.68
鸟苷	核苷酸衍生物	47 400	9 485 367	200.11	2.93
琥珀酰腺苷	核苷酸衍生物	148 033	560 333	3.79	1.30
异戊烯基腺嘌呤核苷	核苷酸衍生物	39 040	9 333	0.24	2.38
肌苷	核苷酸衍生物	78 660	100	0.001	2.79
槲皮素-3-O-鼠李糖苷	类黄酮	970 667	24 600 000	25.34	2.03
芹菜素-7-O-葡萄糖苷	类黄酮	49 167	3 540 000	72.00	2.42
芹菜素-O-丙二酰己糖苷	类黄酮	1 373 333	2 820 333	2.05	1.04
芍药花青素-O-己糖苷	类黄酮	2 923 333	1 323 333	0.45	1.00
金圣草黄素-5-O-己糖苷	类黄酮	2 586 667	1 136 667	0.44	1.05
木犀草素-O-丙二酰己糖苷	类黄酮	154 000	507 000	3.29	1.32
芹菜素-7-O-葡萄糖苷	类黄酮	174 333	451 333	2.59	1.24
花青素-3,5-二氧己糖苷	类黄酮	184 000	367 067	2.00	1.21
圣草酚-O-丙二酰己糖苷	类黄酮	190 000	104 437	0.55	1.58
绿原酸	类黄酮	75 300	20 800	0.28	1.18
羟甲基黄酮-O-己糖苷衍生物	类黄酮	5 987	14 143	2.36	1.03
芥子酰己糖苷	多酚类	1 286 667	3 123 333	2.43	1.04

（续表）

代谢产物名称	物质分类	峰面积（绿豆荚）	峰面积（红豆荚）	差异倍数（红/绿）	VIP
咖啡酰莽草酸	多酚类	75 300	44 567	0.59	1.01
甲氧基吲哚乙酸	植物激素	3 352 000	8 093 333	2.41	1.01
二氢玉米素	植物激素	8 580	20 633	2.41	1.26
反式玉米素-9-葡糖苷	植物激素	1 766	15 933	9.02	1.88
香豆酰腐胺衍生物	酚胺类	73 267	371 667	5.07	1.50
亚精胺衍生物	酚胺类	26 200	61 967	2.37	1.23
去甲肾上腺素	酚胺类	2 010	12 140	6.04	1.59
香豆酰胆碱	胆碱类	12 893	34 233	2.66	1.23
L-蛋氨酸砜	其他	1 576 000	3 130 000	1.99	1.389
3,4-二羟基苯甲酸甲酯	其他	93 800	220 000	2.35	1.39
长寿花糖苷	其他	189 000	96 033	0.51	1.04
氨基（三羟甲基）甲烷	其他	6 960	25 567	3.67	1.16
甲氧胺	其他	6 853	24 667	3.60	1.70
嘧菌酯酸	其他	33 567	11 030	0.33	1.67

注：峰面积为质谱检测 3 个生物学重复的平均值。

对差异代谢产物进行分析可以得知，红色和绿色豆荚差异明显的初级代谢产物主要是氨基酸和核苷酸衍生物。红色豆荚中酪氨酸、半胱氨酸和色氨酸等氨基酸及其衍生物的相对含量显著高于绿色豆荚。酪氨酸和色氨酸及其衍生物是相对含量差异最大的氨基酸，其次是半胱氨酸和苯丙氨酸。此外，鸟苷和肌苷等核苷酸衍生物在不同颜色豆荚中显示出不同的积累规律。红色豆荚中鸟苷的含量是绿色豆荚中鸟苷含量的 200 倍，而绿色豆荚中肌苷的含量是红色豆荚的 1 000 倍。

通过对不同颜色豆荚中的次级代谢产物进行分析，筛选出的差异明显代谢产物包括：11 种类黄酮（主要是槲皮素、芹菜素、木犀草素和花青素）、3 种植物激素（玉米素和吲哚乙酸）、3 种酚胺类物质和 2 种多酚类物质。其中红色豆荚中类黄酮途径代谢产物含量明显上调，推测与其颜色形成和抗逆能力相关。

2. 不同发育时期豆荚差异代谢产物分析

同样按照上述条件对不同发育时期豆荚的差异代谢产物进行分析，分别以差别较明显的 10 日龄和 30 日龄红、绿豆荚为样品，进行差异明显代谢产物的筛选，筛选结果见表 2-2 和表 2-3，分别列举了红色和绿色豆荚不同发育时期样品差异倍数为 2 倍以上的差异代谢产物。

表 2-2 红色豆荚不同发育时期差异代谢产物列表

代谢产物名称	物质分类	峰面积（10d）	峰面积（30d）	差异倍数（10d/30d）	VIP
肌苷	核苷酸衍生物	253 000	100	2 533.67	3.17
iPR	植物激素	2 960 000	9 330	316.79	3.90
玉米素核糖苷	植物激素	8 130 000	218 000	37.31	3.05
iP	植物激素	58 600	6 100	9.6	2.42
吲哚乙酸	植物激素	30 600	3 340	9.14	2.38
反式玉米素核苷-O-葡萄糖苷	植物激素	75 400	9 700	7.78	2.32
玉米素衍生物	植物激素	338 000	56 900	5.94	2.14
玉米素-O-葡糖核糖苷	植物激素	146 000	26 400	5.53	2.09
咖啡酰莽草酸	多酚类	194 000	44 600	4.36	1.94
溶血磷脂酰胆碱（1位酰基18：1碳）	脂质	1 240 000	325 000	3.83	1.15
5'-S-甲硫腺苷	核苷酸衍生物	19 400 000	5 570 000	3.49	1.78
烟酰胺单核苷酸	维生素相关	17 000	5 110	3.33	1.69
5'-脱氧-5'-甲巯基腺苷酸	核苷酸衍生物	18 200 000	5 500 000	3.32	1.75
烟酸己糖苷	维生素相关	1 510 000	454 000	3.32	1.75
溶血磷脂酰胆碱（1位酰基18：2碳）	脂质	2 300 000	694 000	3.31	1.76
秋水仙碱	生物碱	22 800	7 100	3.21	1.79
异烟酰胺	维生素相关	1 260 000	412 000	3.06	1.67
乙酰甲胺磷	其他	169 000	58 500	2.88	1.63
阿魏酰咖啡酰亚精胺	酚胺类	19 500	6 860	2.84	1.60

注：峰面积为质谱检测 3 个生物学重复的平均值。

表 2-3 绿色豆荚不同发育时期差异代谢产物列表

代谢产物名称	物质分类	峰面积（10d）	峰面积（30d）	差异倍数（10d/30d）	VIP
鸟苷	核苷酸衍生物	8 060 000	47 400	169.95	2.04
巴豆苷	其他	36 200	567	63.94	2.15
iPR	植物激素	808 000	39 000	20.69	3.04
玉米素核糖苷	植物激素	5 690 000	297 000	19.15	2.78

（续表）

代谢产物名称	物质分类	峰面积（10d）	峰面积（30d）	差异倍数（10d/30d）	VIP
吲哚乙酸	植物激素	31 600	3 020	10.45	2.47
反式玉米素核苷-O-葡萄糖苷	植物激素	114 000	14 800	7.72	2.30
玉米素-O-葡糖核糖苷	植物激素	183 000	23 900	7.68	2.29
iP	植物激素	27 800	4 550	6.12	2.17
亚精胺衍生物	酚胺类	138 000	26 200	5.28	1.75
多巴胺	其他	14 200	3 240	4.38	2.09
阿魏酰咖啡酰亚精胺	酚胺类	21 400	4 920	4.34	1.94
溶血磷脂酰胆碱（1位酰基18:1碳）	脂质	1 470 000	372 000	3.96	1.77
茴蒿素	其他	304 000	76 900	3.96	1.88
麦黄酮-O-芸香糖苷	类黄酮	12 000	3 500	3.42	1.77
二羟神经鞘氨醇	脂质	17 000	5 040	3.37	1.76
甲氧胺	其他	22 300	6 850	3.25	1.50
玉米素衍生物	植物激素	201 000	62 900	3.19	1.78
5'-脱氧-5'-甲巯基腺苷酸	核苷酸衍生物	14 900 000	4 740 000	3.14	1.72
5'-S-甲硫腺苷	核苷酸衍生物	15 700 000	5 030 000	3.11	1.71

注：峰面积为质谱检测3个生物学重复的平均值。

　　通过对不同发育时期红、绿豆荚的差异代谢产物分析发现一个相似的规律，即10日龄和30日龄豆荚主要的差异代谢产物为核苷酸衍生物和植物激素类。如红色和绿色豆荚差异最大的10种代谢产物中，植物激素如细胞分裂素和生长素分别为7种和6种。而且这两类物质在10日龄豆荚中的含量均显著高于30日龄的。分析代谢途径可知，核苷酸衍生物如肌苷、鸟苷等可能是作为植物激素合成的底物而存在的，并且红、绿豆荚具有不同的使用倾向。基于已有的植物激素的知识，在豆荚的发育过程中，细胞分裂素和生长素在豆荚发育前期增加明显，可能发挥其促进细胞分裂和扩大的功能，有助于豆荚的生长发育。

四、中间锦鸡儿豆荚差异代谢途径分析

　　基于不同颜色（红色和绿色）、不同发育时期（10日龄和30日龄）豆荚样

品的差异代谢产物分析结果，对差异代谢产物通过 KEGG 进行了代谢途径富集分析，以挖掘不同样品中可能的差异代谢途径。差异代谢途径分析结果见表 2-4 和表 2-5，部分代谢途径富集分析结果见图 2-5（30 日龄红、绿豆荚差异代谢途径富集分析结果）。

表 2-4　不同颜色豆荚的差异代谢途径

代谢途径	代谢物总数（个）	30d 红、绿豆荚中代谢物数量（个）
ABC 转运途径	90	4
嘌呤代谢	92	3
酪氨酸代谢	76	3
β-丙氨酸代谢	31	2
赖氨酸降解	47	2
色氨酸代谢	81	2
精氨酸和脯氨酸代谢	82	2

注：差异代谢途径以 P 值（$P<0.05$）进行判断。

表 2-5　不同发育时期豆荚的差异代谢途径

代谢途径	代谢物总数（个）	10d 和 30d 绿豆荚中代谢物数量（个）	10d 和 30d 红豆荚中代谢物数量（个）
氨酰基转移核糖核酸生物合成	75	7	3
ABC 转运途径	90	6	3
氰基氨基酸代谢	41	5	4
半胱氨酸和蛋氨酸代谢	56	5	4
嘌呤代谢	92	4	7
酪氨酸代谢	76	4	3
硫代谢	18	2	2
鞘脂类代谢	25	2	2
苯丙氨酸、酪氨酸、色氨酸代谢	27	2	2
含硒氨基酸代谢	30	2	1
硫铵（维生素 B_1）代谢	26	1	2
β-丙氨酸代谢	31	1	2

（续表）

代谢途径	代谢物总数（个）	10d 和 30d 绿豆荚中代谢物数量（个）	10d 和 30d 红豆荚中代谢物数量（个）
苯丙氨酸代谢	46	1	2
泛醌生物合成	76	1	2

注：差异代谢途径以 P 值（P<0.05）进行判断。

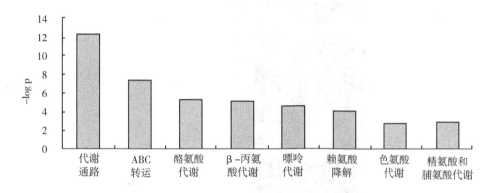

图 2-5　不同颜色豆荚差异代谢途径富集分析

通过在 KEGG 中对已鉴定代谢产物及其相关代谢网络的分析发现，30 日龄红色和绿色豆荚样品的广泛靶向代谢物谱主要包含在 21 条代谢途径中，其中 4 条有显著差异。代谢途径及其富集分析结果将有助于阐明豆荚颜色形成过程中代谢产物的积累规律。对于不同发育时期的豆荚样品，10 日龄和 30 日龄绿色豆荚的代谢产物分布在 33 条代谢途径中，其中有 10 条差异明显的代谢途径；红色豆荚样品的代谢产物包含在 32 条代谢途径中，其中有 7 条差异明显的代谢途径。

为了进一步分析样品中代谢物的积累模式，对所有样品中已鉴定的代谢产物进行了分析和定量，发现不同颜色、不同发育时期的样品中，代谢产物呈现不同的积累模式。在此基础上对 30 日龄样品中 VIP>1.0 的代谢产物进行了聚类分析，结果以热图的形式显示（图 2-6）。通过聚类分析发现，代谢物在不同颜色样品中的积累呈现出明显的差异。

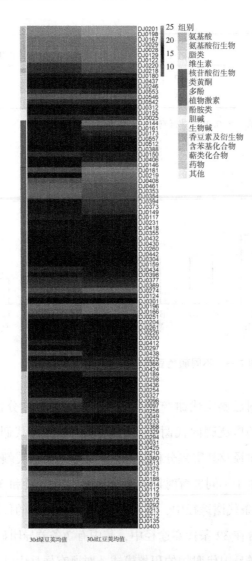

图 2-6　聚类分析不同颜色豆荚的差异代谢产物

注：图左侧的每个矩形代表一个代谢产物，每一类代谢产物中不同代谢产物的含量按自上
而下逐渐减少的趋势排列。图右侧的数字是 LC-ESI-MS/MS 检测结果的代号。图右上侧
显示的是不同种类代谢物的名称。图中代谢产物的含量是 3 次生物学重复的均值。

分析得出，莽草酸代谢途径和植物激素代谢途径最为活跃、代谢产物种类最多。类黄酮是最重要的次级代谢产物，也是最主要的差异代谢产物。本研究共检测到74种类黄酮，其中包括46种氧糖苷和9种碳糖苷，红、绿豆荚间共有23种类黄酮含量差异明显（表2-6）。同时，检测到芹菜素、槲皮素、花青素和木犀草素的含量很高，而且在不同样品间差异非常大。比如红色豆荚中芹菜素含量显著高于绿色豆荚，其中芹菜素-7-O-葡萄糖苷含量是绿色豆荚的72倍；槲皮素-3-O-鼠李糖苷在红色豆荚中的含量比绿色豆荚高出约25倍，推测其可能是导致豆荚颜色差异的原因之一。

表2-6　30日龄红、绿豆荚中差异明显的类黄酮

代谢产物名称	峰面积（绿）	峰面积（红）	差异倍数（红/绿）	VIP
芹菜素-7-O-葡萄糖苷	49 167	3 540 000	72.00	2.42
槲皮素-3-O-鼠李糖苷	970 667	24 600 000	25.34	2.03
木犀草素-O-丙二酰己糖苷	154 000	507 000	3.29	1.31
芹菜素-7-O-葡萄糖苷	174 333	451 333	2.59	1.24
羟甲基黄酮-O-己糖苷衍生物	5 987	14 143	2.36	1.03
芹菜素-O-丙二酰己糖苷	1 373 333	2 820 333	2.05	1.03
芍药花青素-O-己糖苷	2 923 333	1 323 333	0.45	1.00
金圣草黄素-5-O-己糖苷	2 586 667	1 136 667	0.44	1.05
绿原酸	75 300	20 800	0.28	1.18

注：峰面积为质谱检测3个生物学重复的平均值。

五、中间锦鸡儿豆荚代谢产物积累模式分析

在对代谢组数据进行逐一分析后，将所有样品中的代谢产物水平进行了比较，并将已鉴定的代谢产物归到相应的代谢途径中（对代谢产物的代谢途径注释基于KEGG），图2-7中标记了差异显著（VIP>1.0）的重要代谢产物。

毋庸置疑，类黄酮代谢途径是豆荚中最活跃的代谢途径之一。近年来，科学家陆续发现了许多来自锦鸡儿的类黄酮化合物，并且有很多已经被证实具有不同

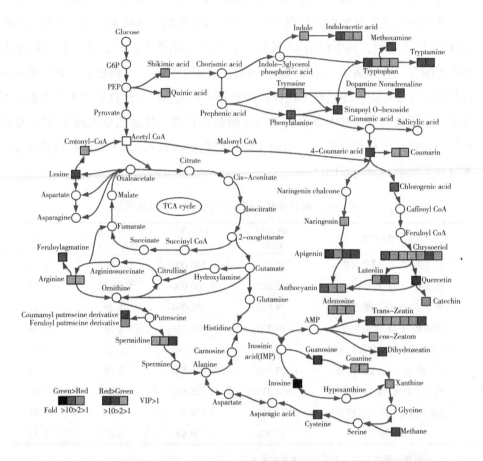

图 2-7　红色和绿色豆荚不同代谢途径代谢产物积累模式的比较（见书后彩图）

注：本研究中检测到的代谢产物以正方形表示，未检测到的以圆圈表示。红色正方形表示的
是该代谢产物在红色豆荚中的含量高于绿色豆荚的，颜色越深，含量差别越大。绿色正方形
表示的是该代谢产物在绿色豆荚中的含量高于红色豆荚的，颜色越深，含量差别越大。

的生物活性。类黄酮具有丰富的颜色，如芹菜素、槲皮素和花青素，往往呈现不
同的色泽，尤其是花青素，可以给植物带来红色到蓝色的色素沉积。因此，类黄
酮类化合物（包括原花青素和花青素）含量高是红色豆荚颜色形成的直接原因。
结合别人的研究结果，我们认为红色豆荚中类黄酮的高含量可能与其增强的抗逆

性密切相关，如抗虫性。因此，豆荚颜色的变化是其对生活环境适应的一种表现。在进化过程中，绿色豆荚植株由于其抗逆性较弱将逐渐消失，最终只剩下抗逆性强的红色豆荚植株。

分析表明，豆荚中植物激素代谢途径非常活跃，检测到该途径的玉米素和吲哚乙酸等多种代谢产物。总体而言，红色豆荚中的植物激素含量显著高于绿色豆荚的，推测红色豆荚中植物激素含量增加可能促进了花色素等类黄酮类物质的合成。现有证据表明，植物激素是调节植物整个生命周期生长发育的重要信号分子，包括胚胎发生、根和茎分生组织的维持以及维管束的发育等。它们还调节根的伸长、侧根的数量、根瘤的形成和保持根尖优势等，以响应环境的刺激。

除上述作用外，还有许多关于植物激素促进花青素积累的报道。Ozeki 等确定了胡萝卜悬浮培养体系中生长素和细胞分裂素诱导花青素合成和体细胞胚形成的适宜浓度，结果显示在不添加生长素的培养基中，玉米素浓度不同时分别可以促进花青素的合成及体细胞胚的形成，并提出胡萝卜悬浮培养诱导花青素合成与胚胎发生的关系——代谢分化与形态分化的关系。Meyer 等分析了不同种类的生长素和细胞分裂素对牛黄愈伤组织生长和花青素产量的影响，发现玉米素、2,4-二氯苯氧乙酸（2,4-D）、6-苄基腺嘌呤（6-BA）能促进花青素的合成。培养产生和积累花青素的葡萄细胞，为研究次级代谢产物的形成和分离提供了一个方便的模型系统。但在维持培养基中进行继代培养，会使悬浮培养中花青素的产量降低。Hirasuna 等发现在葡萄细胞培养时加入 2,4-D 可以促进花青素的产生。Maharik 等采用山楂愈伤组织培养产生鲜红色花青素色素沉着。在附加不同激素的 MS 培养基上，通过茎、叶外植体培养，获得了山楂愈伤组织。发现在含有 6-BA 和萘乙酸（NAA）的茎生愈伤组织中，花青素含量显著增加。Wang 等报道了生长素通过 Aux/IAA－ARF 信号通路调控苹果花青素的生物合成，发现低生长素（NAA）浓度有利于红肉苹果愈伤组织中花青素的积累，并证实了不同生长素浓度时愈伤组织花青素含量会发生很大的变化。这些研究表明，植物激素可能通过多种代谢调节途径参与花青素积累的调控。

六、中间锦鸡儿豆荚总黄酮和原花青素含量的检测

为了进一步验证代谢组的研究结果，对 30 日龄豆荚样品中的总黄酮和原花青素含量进行了检测。按照硝酸铝比色法的具体步骤进行豆荚中总黄酮含量的测定，同时按相同方法绘制芦丁（Rutin）标准曲线（图 2-8A）。分析标准曲线可以得出芦丁质量浓度 Y 和吸光值 X 的关系为：$Y=82.68X+0.243$，$R^2=0.999$。并且在芦丁质量浓度为 0~60μg/mL 的范围内该标准曲线线性良好。利用实验中测得的吸光值，根据芦丁标准曲线的线性方程计算总黄酮的含量，中间锦鸡儿红、绿豆荚的总黄酮含量见图 2-8B。

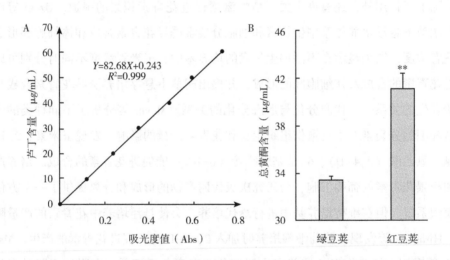

图 2-8　芦丁标准曲线（A）和中间锦鸡儿豆荚总黄酮含量（B）

注：所测含量为 3 个生物学重复的平均值，** 表示差异极显著（$P<0.01$）。

原花青素是类黄酮生物合成途径聚合态的终产物，正如其名字所反映的，在酸水解后，原花青素可转化为有色的花青素类产物。按照香草醛-盐酸法的具体步骤进行豆荚中原花青素含量的测定，同时按相同方法绘制原花青素标准曲线（图 2-9A）。分析标准曲线可以得出，原花青素质量浓度 Y 和吸光值 X

的关系为：$Y = 117.9X - 0.081$，$R^2 = 0.999$。并且在原花青素浓度为 0 ~ 100μg/mL的范围内该标准曲线线性良好。利用实验中测得的吸光值，根据标准曲线的线性方程计算原花青素的含量，中间锦鸡儿红、绿豆荚的原花青素含量见图 2-9B。

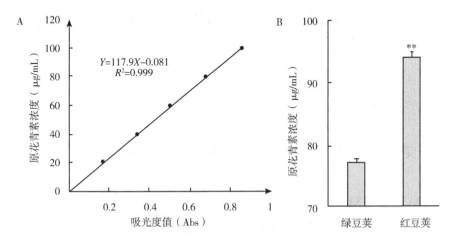

图 2-9 **原花青素标准曲线（A）和中间锦鸡儿豆荚原花青素含量（B）**

注：所测含量为三个生物学重复的平均值，** 表示差异极显著（$P<0.01$）。

中间锦鸡儿总黄酮含量红色豆荚中为 41.17μg/mL，绿色豆荚为 33.43μg/mL。红色豆荚中原花青素含量为 94.16μg/mL，绿色豆荚为 77.14μg/mL。统计分析结果表明，红色豆荚中总黄酮和原花青素含量明显高于绿色豆荚（图 2-8B 和 2-9B）。总体而言，红色豆荚具有更丰富的色素合成前体物质。

中间锦鸡儿红色豆荚样品的类黄酮含量高于绿色豆荚，并且不同颜色豆荚样品中植物激素代谢途径异常活跃，说明红色豆荚的颜色形成是基于类黄酮类化合物的，其中包括花青素和原花青素的大量积累；并且植物激素通过一定方式促进了色素的形成和沉着。因此，中间锦鸡儿豆荚颜色不同是由不同代谢产物的积累引起的，这可能是中间锦鸡儿适应生活环境的一种选择。

第三章　基于转录组数据库的中间锦鸡儿 R2R3-MYB 转录因子家族

第一节　MYB 转录因子家族生物信息学分析方法

在 NCBI BLAST 网站中（http：//blast. ncbi. nlm. nih. gov/Blast. cgi）进行基因序列搜索，应用 Vector NTI Advance@ 11. 5 进行序列拼接。使用 DNAMAN 多序列比对查找内含子与外显子，ProtScale 工具（http：//web. expasy. org/protscale）进行蛋白质疏水性分析。利用 ExPASy 网站 ProParam（http：//web. expasy. org/protparam）工具分析推导氨基酸的分子量、等电点。

通过 NPS@ 网站 HNN 工具（https：//npsa - prabi. ibcp. fr/cgi - bin/npsa_automat. pl）预测蛋白质的二级结构，从 MEME 在线网站（http：//meme -suite. org/tools/meme）中分析预测蛋白保守结构域。

利用 PlantCARE 网站（http：//bioinformatics. psb. ugent. be/webtools/plantcare/html）对基因启动子序列进行在线分析，寻找可能的顺式作用元件。

应用 CBS 网站 TMHMM（http：//www.cbs.dtu.dk/services/TMHMM）工具进行蛋白质跨膜结构预测。

从 TAIR 数据库中获得拟南芥 MYB 序列，进行 ClustalW 序列比对后，利用 Mega 5. 0 构建系统发育树。采用 Neighbour-joining 算法，验算值设为 1 000次；

Mode 设置为 p-distance；Gaps 设为 pairwise deletion。

采用 PSORT（https：//psort.hgc.jp/form.html）在线工具预测蛋白质的核定位信号（NLS），通过亚细胞定位预测软件 Plant-mPLoc（http：//www.csbio.sjtu.edu.cn/bioinf/plant‒multi）、YLoc（http：//abi.inf.uni‒tuebingen.de/Services/YLoc/webloc.cg）、Predotar（https：//urgi.versailles.inra.fr/Tools/Predotar）分别对蛋白进行亚细胞定位预测。

第二节　中间锦鸡儿 MYB 转录因子的筛选和命名

在中间锦鸡儿干旱转录组数据库中找到 148 条注释为 MYB 的 Unigenes，将这些序列在 NT 库和 NR 库中进行 Blast 详细比对，结果表明 148 条序列分别注释到 1R-MYB/MYB-related、R2R3-MYB、3R-MYB 和 4R-MYB 这 4 个亚家族中。其中 1R-MYB/MYB-related 有 13 条，R2R3-MYB 有 119 条，3R-MYB 有 13 条，4R-MYB 有 15 条。将这 148 条序列中的冗余序列去除，并将剩余序列输入到 SMART 网站中，进行保守结构域分析，最终确定了 51 条包含 MYB 结构域的序列，并依据与 *CiMYB* 基因相似度最高的拟南芥基因来命名（表3-1）。

表 3-1　中间锦鸡儿 *CiMYB* 基因信息

序列号	基因名称	亚家族	ORF	对应的拟南芥序列
comp132917_c0	*CiMYB4*	R2R3-	是	*AtMYB4*
comp127005_c1	*CiMYB5*	R2R3-	是	*AtMYB5*
comp129326_c0	*CiMYB14*	R2R3-	是	*AtMYB14*
comp127281_c0	*CiMYB15*	R2R3-	是	*AtMYB15*
comp113011_c0	*CiMYB15-1*	R2R3-	是	*AtMYB15*
comp126704_c1	*CiMYB15-2*	R2R3-	是	*AtMYB15*
comp131294_c0	*CiMYB15-3*	R2R3-	是	*AtMYB15*
comp133559_c0	*CiMYB15-4*	R2R3-	否	*AtMYB15*
comp105606_c0	*CiMYB17*	R2R3-	是	*AtMYB17*

（续表）

序列号	基因名称	亚家族	ORF	对应的拟南芥序列
comp132770_c2	*CiMYB17-1*	R2R3-	否	*AtMYB17*
comp130798_c5	*CiMYB20*	R2R3-	是	*AtMYB20*
comp115314_c1	*CiMYB30*	R2R3-	否	*AtMYB30*
comp129294_c0	*CiMYB31*	R2R3-	是	*AtMYB31*
comp130055_c0	*CiMYB33*	R2R3-	否	*AtMYB33*
comp125678_c0	*CiMYB36*	R2R3-	是	*AtMYB36*
comp129472_c1	*CiMYB36-1*	R2R3-	否	*AtMYB36*
comp113260_c0	*CiMYB42*	R2R3-	是	*AtMYB42*
comp130639_c0	*CiMYB44*	R2R3-	是	*AtMYB44*
comp131442_c5	*CiMYB46*	R2R3-	是	*AtMYB46*
comp122310_c0	*CiMYB52*	R2R3-	是	*AtMYB52*
comp101837_c0	*CiMYB52-1*	R2R3-	否	*AtMYB52*
comp130798_c1	*CiMYB55*	R2R3-	是	*AtMYB55*
comp135571_c1	*CiMYB60*	R2R3-	是	*AtMYB60*
comp130120_c1	*CiMYB62*	R2R3-	否	*AtMYB62*
comp109604_c0	*CiMYB67*	R2R3-	是	*AtMYB67*
comp118425_c0	*CiMYB73*	R2R3-	是	*AtMYB73*
comp114411_c0	*CiMYB73-1*	R2R3-	是	*AtMYB73*
comp114849_c0	*CiMYB73-2/68*	R2R3-	是	*AtMYB73*
comp122298_c2	*CiMYB73-3*	R2R3-	是	*AtMYB73*
comp129962_c1	*CiMYB74*	R2R3-	是	*AtMYB74*
comp129044_c0	*CiMYB83*	R2R3-	是	*AtMYB83*
comp84061_c0	*CiMYB83-1*	R2R3-	否	*AtMYB83*
comp111820_c0	*CiMYB91*	R2R3-	是	*AtMYB91*
comp121467_c0	*CiMYB92*	R2R3-	否	*AtMYB92*
comp118690_c0	*CiMYB93*	R2R3-	否	*AtMYB93*
comp127622_c1	*CiMYB102*	R2R3-	否	*AtMYB102*
comp125986_c0	*CiMYB107*	R2R3-	是	*AtMYB107*
comp123922_c0	*CiMYB109*	R2R3-	是	*AtMYB109*

（续表）

序列号	基因名称	亚家族	ORF	对应的拟南芥序列
comp114304_c0	CiMYB113	R2R3-	否	AtMYB113
comp129028_c0	CiMYB116	R2R3-	是	AtMYB116
comp277241_c0	CiMYBR1	1R-MYB	否	AtMYBR1
comp107109_c0	CiRSM1	1R-MYB	是	AtRSM1
comp124626_c0	CiRSM1-1	1R-MYB	否	AtRSM1
comp98629_c0	CiRSM2	1R-MYB	是	AtRSM2
comp109411_c0	CiRSM2-1	1R-MYB	是	AtRSM2
comp69629_c1	CiRSM2-2	1R-MYB	是	AtRSM2
comp130665_c0	CiRSM2-2	1R-MYB	否	AtRSM2
comp120298_c1	CiRSM3	1R-MYB	是	AtRSM3
comp150985_c0	CiRSM3-1	1R-MYB	否	AtRSM3
comp79191_c0	CiRSM3-2	1R-MYB	是	AtRSM3
comp93174_c0	CiRSM3-3	1R-MYB	是	AtRSM3

注：表中 CiMYB5 和 CiMYB73-2 功能研究内容已发表，根据大豆同源基因分别命名为 CiMYB185 和 Ci-MYB68，本研究中统一根据拟南芥同源基因，将其重新命名。

将 51 条 CiMYB 基因序列输入到 VectorNTI、DNA MAN 和 MEME 中进行比对翻译，发现具有 R2R3 结构域的序列有 40 条。再将这 40 条序列与其他已知的同源序列进行 Blast 详细比对，最终筛选出 29 条包含完整开放阅读框（ORF）的 R2R3-MYB 序列。剩余的 11 条序列被注释到 MYB-related 亚家族中，其中 7 条具有完整开放阅读框。本研究主要分析鉴定了中间锦鸡儿 R2R3-MYB 转录因子家族（表 3-1）。

第三节　中间锦鸡儿 MYB 转录因子理化性质分析

分析中间锦鸡儿 29 个具有完整 ORF 的 R2R3-MYB 基因的理化性质，结果如表 3-2 所示。29 个 CiMYB 基因的 ORF 长度在 700~1 300bp，编码氨基酸个数从

200~400 个不等。编码蛋白序列最长的基因是 *CiMYB109*，编码 409 个氨基酸，预测分子量是 44.13kDa；最短的是 *CiMYB52*，编码 234 个氨基酸，分子量为 27.68kDa。各个 CiMYB 蛋白的理论等电点也相差较大，最小值仅为 4.14，最大值达到 10.02。其中，等电点小于 7 的有 17 个，大于 7 的有 13 个。此外，通过分析蛋白亲疏水性发现中间锦鸡儿 CiMYBs 全部属于亲水性蛋白，平均亲水性系数在-1.066~-0.381。

表 3-2　中间锦鸡儿 *MYB* 基因家族特征

基因名称	开放阅读框	蛋白序列	分子量	等电点	亲水性系数
CiMYB4	984	328	36.25	9.07	-0.670
CiMYB5	909	303	34.33	9.11	-0.948
CiMYB14	711	237	26.77	9.37	-0.542
CiMYB15	786	262	30.28	5.84	-0.913
CiMYB15-1	846	282	31.95	6.44	-0.982
CiMYB15-2	978	326	36.90	4.52	-0.550
CiMYB15-3	720	240	27.65	7.37	-0.753
CiMYB17	930	310	34.74	7.54	-0.680
CiMYB20	966	322	36.62	4.69	-0.776
CiMYB31	969	323	36.32	5.68	-0.737
CiMYB36	894	298	33.24	7.49	-0.642
CiMYB42	804	268	30.28	5.40	-0.758
CiMYB44	714	238	26.13	8.51	-0.804
CiMYB46	993	331	37.38	5.07	-0.689
CiMYB52	702	234	27.68	8.00	-1.066
CiMYB55	1 221	407	45.35	6.86	-0.628
CiMYB60	1 035	345	38.41	6.35	-0.774
CiMYB67	969	323	36.95	7.02	-0.733
CiMYB73	846	262	30.42	8.78	-0.654
CiMYB73-1	873	291	32.33	6.07	-0.710
CiMYB73-2	852	284	31.43	8.99	-0.381

（续表）

基因名称	开放阅读框	蛋白序列	分子量	等电点	亲水性系数
CiMYB73-3	933	311	33.78	8.95	−0.487
CiMYB74	978	326	36.66	6.10	−0.577
CiMYB83	951	317	35.51	4.84	−0.689
CiMYB91	1 074	358	40.68	10.02	−0.689
CiMYB102	1 107	369	41.80	6.12	−0.729
CiMYB107	1 059	353	39.43	5.61	−0.770
CiMYB109	1 227	409	44.13	4.14	−0.619
CiMYB116	900	300	34.48	6.71	−0.431

第四节　中间锦鸡儿 MYB 蛋白分析

一、MYB 蛋白序列分析

组成蛋白质的氨基酸的比例对于稳定蛋白质空间结构和发挥不同生物学功能具有重要作用。通过 DNAMAN 对中间锦鸡儿 CiMYB 蛋白的氨基酸组成进行分析，结果如图 3-1 所示。所有 CiMYB 蛋白中，平均含量最高的氨基酸是色氨酸（Ser），平均质量百分比达到 8.55%；其次是亮氨酸（Leu），平均百分比达到 8.5%。Ser 含量最高的蛋白是 CiMYB44，Leu 含量最高的蛋白是 CiMYB74，含量百分比分别为 11.06% 和 11.73%。此外，相对其他中性氨基酸，CiMYBs 蛋白含有更多的带电荷氨基酸，平均含量最高的带正电荷和负电荷氨基酸分别是精氨酸（Arg）和谷氨酸（Glu），平均含量分别为 7.43% 和 8.01%。平均含量最少的氨基酸是半胱氨酸（Cys），仅为 2.04%。

二、MYB 蛋白二级结构预测

将 40 条具有 MYB 结构域的中间锦鸡儿 R2R3-MYB 序列输入 DNAMAN 中进

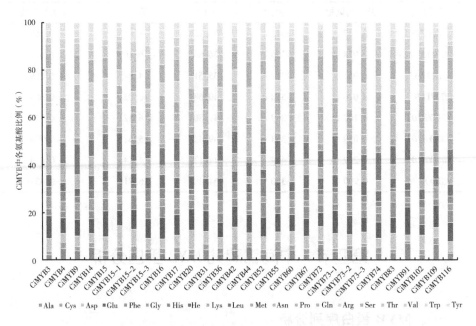

图 3-1　CiMYBs 蛋白的氨基酸组成（见书后彩图）

行多序列比对（图 3-2）。结果表明，和其他植物的 R2R3-MYB 一样，中间锦鸡儿 R2R3-MYB 的两个结构域也是高度保守的。图中红色三角形标出了结构域中分布的色氨酸，绿色三角形标出了 R3 结构域第一个色氨酸被替代的位置。和已知 R2R3 结构域一样，CiMYBs 的 MYB 结构域中每隔 19 个氨基酸出现一个色氨酸，3 个均匀分布的色氨酸残基形成一个稳定的疏水核心；R3 结构的第一个色氨酸有时会被别的氨基酸所替代，中间锦鸡儿 CiMYBs 中该色氨酸基本是被苯丙氨酸、异亮氨酸、亮氨酸和酪氨酸所替代。

　　将中间锦鸡儿 R2R3-MYBs 氨基酸序列输入 GOR4 中进行蛋白中二级结构预测，结果表明 3 种基本的二级结构存在于所有 CiMYB 蛋白中，但是在不同蛋白中含量有所不同（图 3-3）。总体呈现的规律是，无规则卷曲所占比例最高，α 螺旋次之，β 折叠最少，三种结构平均占比为 60.6%、30.5% 和 8.9%。但 Ci-

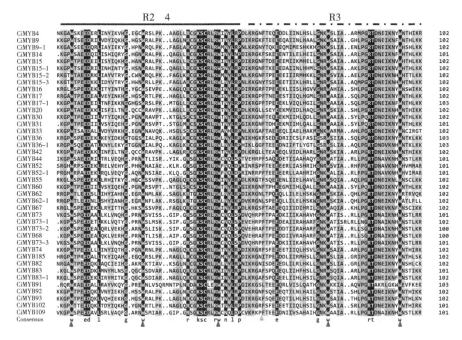

图 3-2 CiMYBs 蛋白 R2R3 结构域的多序列比对（见书后彩图）

注：黑色实线和虚线分别表示 R2 和 R3 结构域，红色三角标注 MYB
结构域中保守的色氨酸，绿色三角标注取代色氨酸的氨基酸。

MYB91 例外，该蛋白中含量最高的二级结构是 α 螺旋（51.68%），其次是无规则卷曲（40.87%），最少的是 β 折叠（7.54%）。无规则卷曲、α 螺旋和 β 折叠含量最高的蛋白分别是 CiMYB16（71.3%）、CiMYB91（51.68%）和 CiMYB36（17.54%）。

三、中间锦鸡儿 MYB 蛋白系统进化分析

利用分子进化遗传软件 Mega 5.0 构建系统进化树，对 40 条具有完整 MYB 结构域的中间锦鸡儿 R23R3-MYB 和拟南芥 R2R3-MYB 蛋白进行系统进化分析（图 3-4）。结果表明，与各 CiMYB 聚在一支上的亲缘关系相对较近的拟南

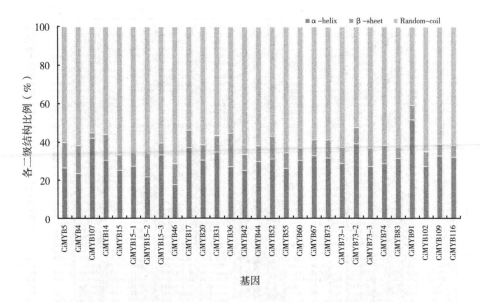

图 3-3　CiMYBs 蛋白中二级结构的类型及比例（见书后彩图）

芥 MYB 蛋白，基本都是 Blast 比对时相似度最高的 AtMYB。40 个 R2R3-MYB 被聚类到 13 个不同的亚组中，其中第 1 亚组 3 个，第 2 亚组 6 个，第 4 亚组 1 个，第 6 亚组 1 个，第 9 亚组 2 个，第 10 亚组 1 个，第 11 亚组 2 个，第 13 亚组 1 个，第 14 亚组 2 个，第 20 亚组 2 个，第 21 亚组 2 个，第 22 亚组 5 个，第 23 亚组 1 个，第 24 亚组 2 个。剩余 10 条序列和其同源的拟南芥基因一样，属于未分组 *R2R3-MYB* 基因。一般认为不同亚组间由于其 C 端保守序列的差异，会造成各亚组成员基因功能各不相同。结合聚类分析结果，可以推测中间锦鸡儿 R2R3-MYB 成员功能有所差别。

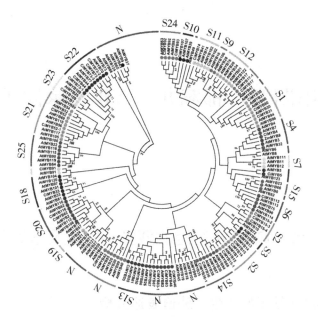

图 3-4 CiMYBs 和拟南芥 MYB 蛋白的系统进化分析（见书后彩图）

注：采用邻接法构建系统进化树；Bootstrap 设置为 1 000 次。

第四章 锦鸡儿 MYB 转录因子

第一节 *CiMYB* 基因的亚细胞定位及表达分析

一、*CiMYB* 基因的非生物胁迫表达分析

目前有许多 *R2R3-MYB* 基因被证实参与植物抵抗非生物胁迫过程，为了探索中间锦鸡儿 *R2R3-MYB* 基因的功能，利用 qRT-PCR 检测了 *CiMYBs* 基因在脱水、NaCl、ABA（脱落酸）、冷和紫外线处理下的转录水平的变化。采用 $2^{-\Delta\Delta CT}$ 算法计算表达量的变化倍数，再以 $\log_2$ 均一化倍数后制作热图（图 4-1）。颜色代表基因表达水平，红色表示表达水平高，绿色代表表达水平低。

结果表明，29 个 *CiMYBs* 基因中有 16 个基因对至少一种胁迫有响应。其中，第二亚组的 4 个成员（*CiMYB15*、*CiMYB15-1*、*CiMYB15-2* 和 *CiMYB15-3*）以及 *CiMYB74*、*CiMYB102* 和 *CiMYB116* 的表达受干旱和 NaCl 诱导；同时，第二亚组成员的基因在 ABA、冷和紫外线胁迫下表达量也出现上调。剩余的 14 个 *CiMYBs* 在非生物胁迫后表达下调，其中，*CiMYB17*、*CiMYB31*、*CiMYB36*、*CiMYB42*、*CiMYB46*、*CiMYB52*、*CiMYB60*、*CiMYB83* 和 *CiMYB91* 基因在脱水和 NaCl 胁迫后表达被强烈抑制。在 ABA 和紫外胁迫后，分别有 10 个和 12 个 *R2R3-MYB* 基因的表达上调，受冷诱导的 *R2R3-MYB* 基因最少。

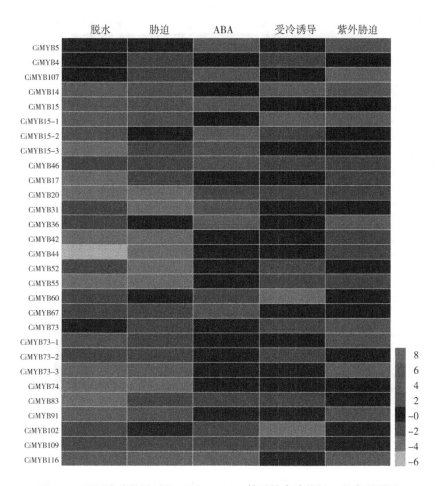

图 4-1 不同非生物胁迫处理下 *CiMYBs* 基因的表达分析（见书后彩图）

二、*CiMYB* 基因在不同组织部位的表达分析

利用 qRT-PCR 技术检测了 *CiMYBs* 在中间锦鸡儿不同组织部位（根、茎、叶和子叶）的表达情况，采用 $2^{-\Delta CT}$ 算法计算表达倍数，再以 $\log_2$ 均一化倍数后制作热图（图 4-2）。

结果显示，29 个 *CiMYBs* 在不同组织部位的本底表达水平各不相同，并且具

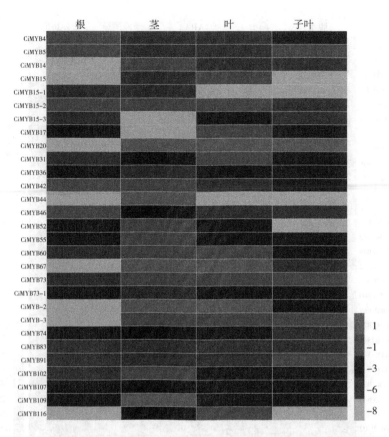

图4-2　中间锦鸡儿不同组织部位 *CiMYBs* 基因的表达谱（见书后彩图）

有一定的组织特异性。大部分基因在根中的表达水平较低，但 *CiMYB4*、*CiMYB5*、*CiMYB15-2*、*CiMYB42* 和 *CiMYB46* 基因例外。大多数 *CiMYBs* 在茎、叶中表达水平较高，但 *CiMYB15-3* 和 *CiMYB17* 在茎中几乎检测不到，*CiMYB15-1* 和 *CiMYB44* 则在叶中不表达。此外，*CiMYB15*、*CiMYB15 - 1*、*CiMYB44*、*CiMYB46* 和 *CiMYB116* 在子叶中几乎没有表达。总体看来，*CiMYBs* 在茎、叶中的表达量要高于根和子叶。

三、*CiMYB* 基因的亚细胞定位

1. *CiMYB* 基因的亚细胞定位预测

蛋白功能的发挥与其亚细胞定位有直接关系，为探明中间锦鸡儿 *R2R3-MYB* 转录因子的亚细胞定位情况，利用 PSORT 在线软件对 29 个 *CiMYBs* 的核定位信号（Nuclear localization sequence，NLS）和亚细胞定位（Subcellular localization，SCL）进行了预测；同时通过 Plant-mPLoc、YLoc、Predotar 等亚细胞定位预测工具进行了验证（表4-1）。

表 4-1　*CiMYBs* 的核定位信号和亚细胞定位预测

基因名称	核定位信号	NLS 数量（个）	亚细胞定位
CiMYB4	pat4：HKKK	5	Nucleus
CiMYB5	pat4：KKKK	3	Nucleus
CiMYB14	Pat7：PDIKRGK	3	Nucleus
CiMYB15	Pat7：PKIKRSG	5	Nucleus
CiMYB15-1	无	0	Nucleus
CiMYB15-2	无	0	Nucleus
CiMYB15-3	无	0	Nucleus
CiMYB17	无	0	Nucleus
CiMYB20	无	0	Nucleus
CiMYB31	无	0	Nucleus
CiMYB36	无	0	Nucleus
CiMYB42	无	0	Nucleus
CiMYB44	无	0	Nucleus
CiMYB46	Pat7：PDIRRGR	3	Nucleus
CiMYB52	无	0	Nucleus
CiMYB55	无	0	Nucleus
CiMYB60	无	0	Nucleus
CiMYB67	无	0	Nucleus
CiMYB73	无	0	Nucleus

（续表）

基因名称	核定位信号	NLS 数量（个）	亚细胞定位
CiMYB73-1	pat4：RRRR pat7：PRYRFKK	5 3	Nucleus
CiMYB73-2	无	0	Nucleus
CiMYB73-3	无	0	Nucleus
CiMYB74	Pat7：PDIKRGR	3	Nucleus
CiMYB83	无	0	Nucleus
CiMYB91	bipartite：KKIAAQVPGRTAKRLGK	1	Nucleus
CiMYB102	pat7：PDIKRGR	3	Nucleus
CiMYB107	pat7：PDIKRGK	3	Nucleus
CiMYB109	pat4：KRKP pat7：PCVKRKP	4 4	Nucleus
CiMYB116	pat7：PDIKRGR	3	Nucleus

PSORT 预测结果显示，有 12 个 *CiMYBs* 中预测到了至少 1 个 NLS，剩余的 17 个 *CiMYBs* 中并未预测到 NLS，但其亚细胞定位结果显示定位于细胞核。其他亚细胞定位软件预测结果同样显示中间锦鸡儿 *CiMYBs* 均定位于细胞核中。

2. *CiMYB* 基因的亚细胞定位验证

为了验证中间锦鸡儿 *CiMYBs* 的亚细胞定位预测结果，构建了 *CiMYB15*（第 2 亚组）、*CiMYB74*（第 11 亚组）、*CiMYB116*（第 20 亚组）和 GFP 的融合表达载体，GFP 报告基因融合于 *CiMYBs* 的 C 端。利用带有酶切位点的特异性引物，以中间锦鸡儿 cDNA 为模板，扩增 *CiMYBs* 基因（引物信息见附表）。将 *CiMYBs* 基因连入带有 GFP 标签的 pCambia1302 载体中，并用 *Nco* I 和 *Spe* I 对重组质粒进行双酶切鉴定（图 4-3）。*Nco* I 和 *Spe* I 在重组载体中位于目的基因两侧，双酶切后，若片段符合基因预期大小，则认为重组载体构建成功。由于重组位点在替换时会保留碱基个数的具体信息不清楚，所以酶切出的片段大小是估计值。

将空载体和酶切鉴定正确的 *CiMYB*-GFP 重组载体分别转入拟南芥原生质体

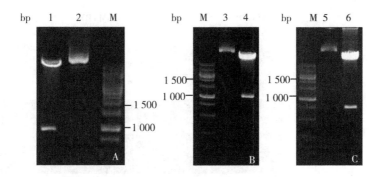

1. Nco I 和 Spe I 酶切后的 CiMYB15-pCanmbia1302 重组质粒；2. 重组质粒
（对照）；3. 重组质粒（对照）；4. Nco I 和 Spe I 酶切后的 CiMYB74-
pCanmbia1302 重组质粒；5. 重组质粒（对照）；6. Nco I 和 Spe I 酶切
后的 CiMYB116-pCanmbia1302 重组质粒；M. 1kb 分子量标准。

图 4-3 CiMYBs-GFP 重组质粒的酶切鉴定

进行瞬时表达并观察亚细胞定位，结果表明转入空载体的原生质体，整个细胞中
都能捕捉到荧光信号，而 CiMYB15、CiMYB74 和 CiMYB116 蛋白的荧光信号只特
异性地在细胞核中被捕捉到（图 4-4）。3 个 CiMYB 和大多数转录因子一样定位
于细胞核，说明亚细胞定位预测软件的预测结果正确。

为进一步验证 CiMYBs 的核定位情况，将空载体和酶切鉴定正确的
CiMYB15-GFP 重组载体转化农杆菌 GV3101，采用浸花法转染野生型拟南芥，利
用抗生素筛选到稳定表达 CiMYB15-GFP 的株系，进行亚细胞定位观察，DAPI 用
于标记细胞核的位置（图 4-5）。

结果与原生质体瞬时表达结果一致，转化 pCambia1302 空载体的拟南芥根部
荧光遍布整个细胞，而转 CiMYB15-GFP 只特异地定位于细胞核中，并且 GFP 荧
光信号与 DAPI 信号重叠。进一步说明 CiMYBs 定位于细胞核中，与其转录因子
功能相符合。

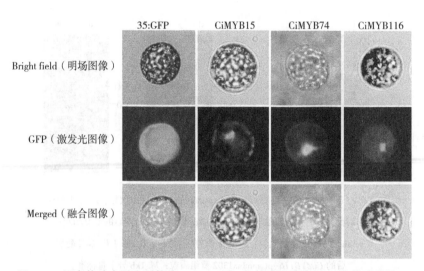

图 4-4 拟南芥叶肉原生质体中 *CiMYBs*-GFP 的亚细胞定位（见书后彩图）

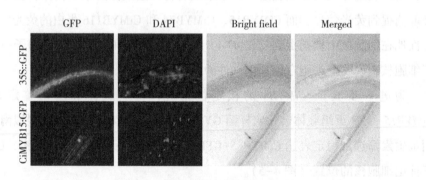

图 4-5 *CiMYB15*-GFP 稳定表达株系的亚细胞定位（见书后彩图）

注：DAPI 显示细胞核的位置。

第二节　*CkMYB4* 基因克隆和功能研究

一、*CkMYB4* 基因克隆

1. 中间片段获得和 RACE 扩增

利用简并引物通过两次巢式 PCR 后，扩增得到长度约 300bp 的中间片段，测序后显示该片段长度为 299bp，图 4-6A 所示。将该序列在 NCBI 上比对后显示，该序列与大豆、紫花苜蓿和银合欢的 R2R3 类 *MYB* 基因同源性最高。根据中间片段的测序结果设计 RACE 引物 CkMYB4-5′OU、CkMYB4-5′IN 和 CkMYB4-3′OU、CkMYB4-3′IN，进行 3′-RACE 和 5′-RACE 扩增，如图4-6B、C 所示。

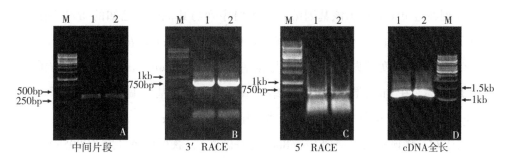

图 4-6　*CkMYB4* 基因克隆电泳结果

电泳结果显示 3′-RACE 扩增得到了清晰的目的条带，克隆测序后获得了 809bp 的序列。5′-RACE 电泳结果显示条带较弱，而且有弥散的非特异性扩增，但是克隆测序后也获得了 703bp 的序列。将测序获得的 3′-RACE 序列、5′-RACE 序列及中间片段序列用 Vector NTI 10.0 拼接，得到 1 094bp 的 cDNA 全长。

2. *CkMYB4* 基因 cDNA 全长克隆

根据 RACE 拼接后获得的 cDNA 序列，设计特异性全长引物 F-CkMYB4 和 R-CkMYB4。用高保真酶 PrimeSTAR 扩增得到一条包含酶切位点和保护碱基在内的 1 024bp 的基因序列，图 4-6D。扩增产物连入平末端载体 pEASY-Blunt-T 载体，转化大肠杆菌 DH5α 感受态，菌落 PCR 及酶切验证后，菌液送公司进行基因测序，甘油保种。测序结果显示，得到的基因序列除去所加酶切位点和保护碱基后与 RACE 拼接序列完全一致，表明 RACE 结果正确，获得了该基因的 cDNA 全长。

二、*CkMYB4* 基因序列分析

克隆获得的基因 cDAN 序列全长 1 024bp，具备完整的开放阅读框长度为 789bp，推导编码的蛋白质有 266 个氨基酸。该序列上游有起始密码子 ATG，下游有终止密码子 TGA。此外还有 194bp 的 5′-调控区和 111bp 的 3′-非编码区（图 4-7）。

序列通过 Blastp 显示该基因编码的蛋白序列与其他植物已知的 *MYB* 基因蛋白序列具有高度的相似性，如与苜蓿（*Medicago truncatula*）的 MYB（XP_003607200）相似度最高，为 80%；与拟南芥（*Arabidopsis thaliana*）的 MYB4 相似度是 60%。在 Pfam 数据库中进行结构域分析发现该基因编码的蛋白序列有两个 Myb DNA-binding 结构域，表明扩增到的是一个柠条锦鸡儿 *MYB* 基因，命名为 *CkMYB4*，将该基因提交到 GeneBank（基因库），获得登录号为 KC895509。

三、*CkMYB4* 基因编码蛋白生物信息学分析

1. *CkMYB4* 基因编码蛋白的理化性质预测

用 ExPASy 网站的 ProtParam 程序进行预测表明：*CkMYB4* 基因编码的蛋白分子量为 29.87kDa，等电点 8.31；不稳定系数 45.14，是不稳定蛋白；总平均亲水性 -0.711，属亲水性蛋白。

2. *CkMYB4* 基因编码蛋白的结构预测

利用 GOR4 对 *CkMYB4* 编码的蛋白质进行二级结构预测发现，CkMYB4 蛋白二级结构的构成比例是 α-螺旋占 23.68%、β-折叠占 14.66%、无规则卷曲占

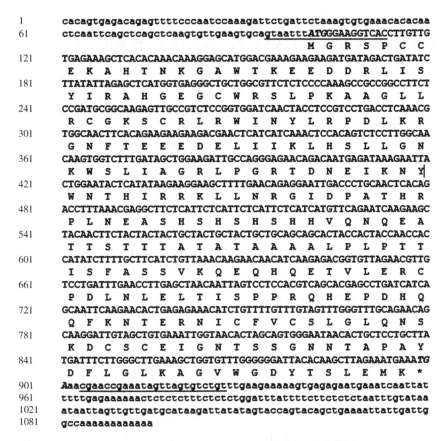

```
1     cacagtgagacagagtttccccaatccaaagattctgattctaaagtgtgaaacacacaa
61    ctcaattcagctcagctcaagtgttgaagtgcagtaatttATGGGAAGGTCACCTTGTTG
                                              M  G  R  S  P  C  C
121   TGAGAAAGCTCACACAAACAAAGGAGCATGGACGAAAGAAGAAGATGATAGACTGATATC
       E  K  A  H  T  N  K  G  A  W  T  K  E  E  D  D  R  L  I  S
181   TTATATTAGAGCTCATGGTGAGGGCTGCTGGCGTTCTCTCCCCAAAGCCGCCGGCCTTCT
       Y  I  R  A  H  G  E  G  C  W  R  S  L  P  K  A  A  G  L  L
241   CCGATGCGGCAAGAGTTGCCGTCTCCGGTGGATCAACTACCTCCGTCCTGACCTCAAACG
       R  C  G  K  S  C  R  L  R  W  I  N  Y  L  R  P  D  L  K  R
301   TGGCAACTTCACAGAAGAAGAAGACGAACTCATCATCAAACTCCACAGTCTCCTTGGCAA
       G  N  F  T  E  E  E  D  E  L  I  I  K  L  H  S  L  L  G  N
361   CAAGTGGTCTTTGATAGCTGGAAGATTGCCAGGGAGACAGACAATGAGATAAAGAATTA
       K  W  S  L  I  A  G  R  L  P  G  R  T  D  N  E  I  K  N  Y
421   CTGGAATACTCATATAAGAAGGAAGCTTTTGAACAGAGGAATTGACCCTGCAACTCACAG
       W  N  T  H  I  R  R  K  L  L  N  R  G  I  D  P  A  T  H  R
481   ACCTTTAAACGAGGCTTCTCATTCTCATTCTCATTCTCATCATGTTCAGAATCAAGAAGC
       P  L  N  E  A  S  H  S  H  S  H  S  H  H  V  Q  N  Q  E  A
541   TACAACTTCTACTACTACTGCTACTGCTACTGCTGCAGCAGCACTACCACTACCAACCAC
       T  T  S  T  T  T  A  T  A  T  A  A  A  A  L  P  L  P  T  T
601   CATATCTTTTGCTTCATCTGTTAAACAAGAACAACATCAAGAGACGGTGTTAGAACGTTG
       I  S  F  A  S  S  V  K  Q  E  Q  H  Q  E  T  V  L  E  R  C
661   TCCTGATTTGAACTTGAGCTAACAATTAGTCCTCCACGTCAGCACGAGCCTGATCATCA
       P  D  L  N  L  E  L  T  I  S  P  P  R  Q  H  E  P  D  H  Q
721   GCAATTCAAGAACACTGAGAGAAACATCTGTTTTGTTTGTAGTTTGGGTTTGCAGAACAG
       Q  F  K  N  T  E  R  N  I  C  F  V  C  S  L  G  L  Q  N  S
781   CAAGGATTGTAGCTGTGAAATTGGTAACACTAGCAGTGGGAATAACACTGCTCCTGCTTA
       K  D  C  S  C  E  I  G  N  T  S  S  G  N  N  T  A  P  A  Y
841   TGATTTCTTGGGCTTGAAAGCTGGTGTTTGGGGGGATTACACAAGCTTAGAAATGAAATG
       D  F  L  G  L  K  A  G  V  W  G  D  Y  T  S  L  E  M  K  *
901   Aaacgaaccgaaatagttagtgtctgtttgaagaaaaagtgagagaatgaaatcaattat
961   ttttgagaaaaaactctctctttctctctggatttattttcttctctctaatttgtaaa
1021  ataattagttgttgatgcataagattatatagtaccagtacagctgaaaattattgattg
1081  gccaaaaaaaaaaaa
```

图 4-7 *CkMYB4* 基因全长 cDNA 序列及推导的氨基酸序列

注：起始密码子 ATG 和终止密码子 TGA 加粗显示，下划线部分是全长特异引物所在位置，

大写字母代表编码框，小写字母代表非编码区域。

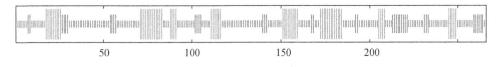

图 4-8 CkMYB4 蛋白二级结构预测

注：图中最长的竖线代表 α-螺旋，次长的代表 β-折叠，短的代表无规则卷曲。

61.65%，3 种结构均匀分布，如图 4-8 所示。

利用 SWISS-MODEL 对 CkMYB4 进行同源建模，预测其三级结构如图 4-9 所示。

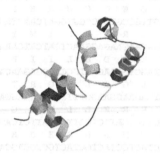

图 4-9　CkMYB4 蛋白的三级结构预测

四、*CkMYB4* 系统进化分析

利用 Mega 5.1 对 *CkMYB4* 进行系统进化分析。根据文献中已经报道的与木质素合成有关的 MYB 转录因子序列，包括 AmMYB308（P81393）、AmMYB330（P81395）、AtMYB4（NP_195574.1）、AtMYB32（EFH43356.1）、EgMYB1（CAE09058）、ZmMYB31（NP_001105949）、ZmMYB42（ADX60106.1）、VvMYB5a（XP_002281643）、AtMYB46（EFH49842.1）、AtMYB83（AEE74637.1）、AtMYB58（AEE29461.1）、AtMYB63（AEE36212.1）、AtMYB85（AEE84639.1）、AtMYB61（AEE28459.1）、PtMYB1（ACA33851.1）、PtMYB4（AAQ62541.1）、PtMYB8（ABD60280.1）、EgMYB2（CAE09057.1）、AtMYB26（AEE75434.1），括号内为 GeneBank 登录号。用 CkMYB4 与这些 MYB 转录因子的蛋白序列进行比对及系统进化分析，结果如图 4-10 所示。

由进化树可以看出，进化树分为两大支，下边一支都是正调控木质素合成的，上边一支则有正调控木质素合成，也有负调控木质素合成的基因。CkMYB4 与金鱼草 AmMYB308 亲缘关系最近，处于同一个小的分支上，而且 AmMYB308、AmMYB330、AtMYB4、AtMYB32、EgMYB1、ZmMYB31 和 ZmMYB42 与它们聚在

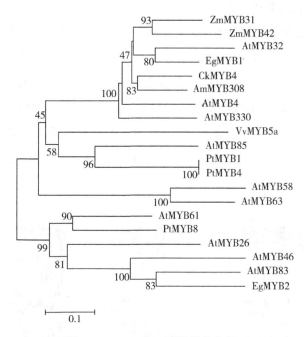

图 4-10　CkMYB4 系统进化分析

一起，这些基因在木质素合成过程中都起着负调控作用。

　　令人疑惑的是，虽然 CkMYB4 与大多负调控木质素合成的 MYB 转录因子在进化树上关系最近，但随后的实验结果却显示转基因拟南芥中 *CkMYB4* 正调控了木质素合成。类似的情况发生在 *VvMYB5a* 上，该基因虽然被证明是负调控木质素合成的，但进化分析中与正调控木质素合成的 AtMYB85、PtMYB1 和 PtMYB4 聚类在同一个小分支上。因此推测不同植物中与木质素调控有关的 MYB 转录因子可能存在不一样的调控机制。

五、过表达 *CkMYB4* 基因拟南芥的功能研究

　　为了研究 *CkMYB4* 的生物学功能，构建了 35S 启动子驱动的过表达载体，并转化了野生型拟南芥，进行其功能研究。

1. 植物过表达载体的构建

利用引物所加的酶切位点 *Xho* I 和 *Sal* I，将克隆得到的 *CkMYB4* 基因测序正确的片段从克隆载体 pEASY-Blunt Cloning-Vector 上切下，后经 T4 连接酶连入植物表达载体 PBI-xs，经酶切鉴定后确认目的基因已连入载体 PBI-xs，过表达35S：：*CkMYB4* 载体构建成功，图 4-11A 所示。利用电转化将构建好的重组质粒转入农杆菌 GV3101 后经菌落 PCR 验证，表明重组质粒转入农杆菌 GV3101中，如图 4-11B、图 4-11C 所示。利用带有重组质粒 35S：：*CkMYB4* 的农杆菌采用蘸花法转染野生型拟南芥。

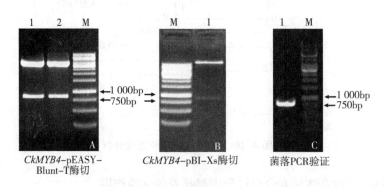

CkMYB4-pEASY-   CkMYB4-pBI-Xs酶切   菌落PCR验证
Blunt-T酶切

A. *CkMYB4*-pEASY-Blunt Cloning-Vector 酶切；

B. *CkMYB4*-pBI-xs 酶切；C. 重组质粒转化后菌落 PCR；M. 1kb 分子量标准。

图 4-11　35S：：*CkMYB4* 表达载体构建

2. 转基因植物筛选与鉴定

筛选到的过表达 *CkMYB4* 转基因拟南芥 T2 代植物中，符合孟德尔分离规律（绿苗：白苗为 3：1）的株系有 9 个。提取这些株系的 RNA 并合成 cDNA 后利用特异性引物进行 RT-PCR 检测后发现 *CkMYB4* 基因在每个株系中都有表达，以野生型拟南芥 cDNA 做阴性对照没有条带，柠条锦鸡儿 cDNA 做阳性对照有单一条带（图 4-12A）。利用 qRT-PCR 检测基因表达量，以株系 43 为对照，发现株系3、6、9、15 表达量较高，而株系 4 和 17 表达量较低（图 4-12B）。说明柠条锦鸡儿 *CkMYB4* 基因在转基因拟南芥各株系中均有表达，且表达水平有所差异。

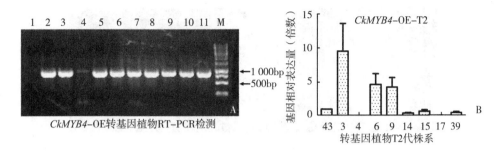

A. 转基因植物 T2 代 RT-PCR 检测；B. qRT-PCR 检测转基因植物 T2 代基因表达量。

图 A 中：M. DNA Marker；泳道 1. 阴性对照（野生型拟南芥 cDNA）；泳道 2. 阳性对照（柠条

锦鸡儿 cDNA）；泳道 3~11. 转基因植物株系 3、4、6、9、14、15、17、39、43；M. 1kb 分子量标准。

图 4-12 转基因拟南芥 T2 代植株的分子鉴定

3. 转基因植物表型观察

过表达 CkMYB4 基因拟南芥在形态方面发生了明显的改变，如图 4-13 所示。图 4-13A 是不同的转基因植物，图 4-13B 是转基因植物 T2-6 株系和野生型的对比，图 4-13C 是野生型植物叶片和转基因植物叶片的对比。

最明显的是所有转基因拟南芥株系的叶片发生了不同程度的向上卷曲，有的植株叶片几乎全部卷曲，有的则是部分卷曲。有些株系叶片颜色比野生型更深绿，像涂了蜡质一般明亮，叶片表面褶皱而不平整。有些株系，如 3 号、6 号、9 号株系，比野生型生长矮小缓慢，如图 4-13B 所示。这 3 个株系植物种子很少，而且种子萌发率较低，尤其是 3 号株系几乎收不到种子。其他的株系虽然在叶片形状上和野生型有明显区别，但是植物大小和野生型差不多。检测 CkMYB4 基因表达量结果显示，株系 3 号、6 号和 9 号是 CkMYB4 基因表达量最高的三个株系，说明转基因植物的异常表型和 CkMYB4 基因的表达量有关。这些现象说明过表达 CkMYB4 基因对拟南芥有多方面的影响。

4. 转基因植物木质素合成相关基因表达分析

根据对 CkMYB4 的保守区域和系统进化分析，CkMYB4 很有可能和植物苯丙氨酸代谢途径，特别是木质素合成途径有关。为进一步了解该基因是如何参与木

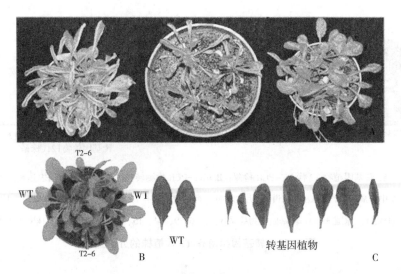

图 4-13 转 *CkMYB4* 基因植物表型（T2 代）（见书后彩图）

质素合成途径，对哪些基因进行了调控，利用荧光定量 PCR 技术对过表达株系中苯丙烷代谢途径的相关基因进行了表达分析（图 4-14）。检测的基因包括：*AtC3H*（CYP98A3，AT2G40890）、*AtF5H*（CYP84A1，AT4G36220）、*AtHCT*（AT5G48930）、*AtPAL1*（AT2G37040）、*At4CL1*（AT1G51680）、*AtCCoAOMT*（AT4G34050）、*AtCOMT1*（AT5G54160）、*AtCAD1*（AT1G72680）、*AtCAD4*（CAD-C，AT3G19450）、*AtCAD5*（CAD-D，AT4G34230）、*AtCHI*（AT3G55120）和 *AtCHS*（AT5G13930）。

对筛选到的柠条锦鸡儿 T2 代转基因植物株系 3、6、9、15 和 43 进行了检测，研究结果如图 4-14 所示。在 5 个过表达株系中，*AtCAD1* 基因表达量都明显上调，达到野生型表达量的 10~30 倍。苯丙氨酸代谢途径的第一个基因 *AtPAL1* 的表达也上调，为野生型的 2~6 倍。除过表达株系 6 外，*AtCAD5* 基因的表达量上调 2~3 倍。其他木质素合成酶基因表达量变化并不明显，个别株系中表达稍高，基本都在 2 倍以内。*CAD* 是木质素合成过程最后一个酶，对木质素合成起着关键作用，因此 *CkMYB4* 可能主要通过调节 *AtCAD1* 的表达参与到木质素合成的调控

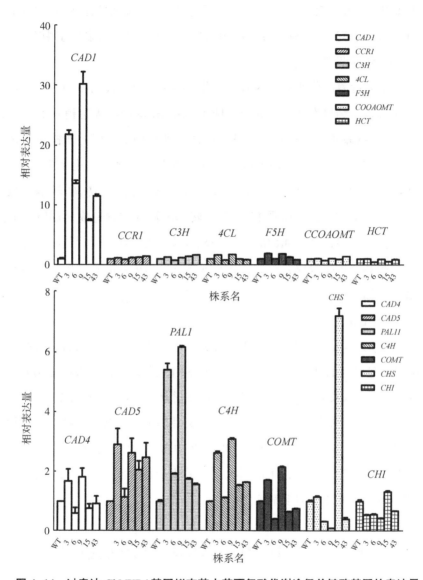

图 4-14　过表达 *CkMYB4* 基因拟南芥中苯丙氨酸代谢途径关键酶基因的表达量

途径中，从而影响木质素的合成。有趣的是，在对转基因植物 *CkMYB4* 表达量检测时发现过表达株系 3、6 和 9 中 *CkMYB4* 基因表达量最高，株系 43 和 15 较高，

这几个株系中 *AtCAD1* 表达量检测结果正好与之相符，暗示较高的 *CkMYB4* 表达诱导了 *AtCAD1* 的表达。另外，*AtPAL1* 和 *AtCAD5* 表达量在大多株系中有所增加，可能和 *CkMYB4* 的调控有关。

此外，对苯丙氨酸代谢途径的另一个分支——类黄酮代谢途径相关酶基因的表达进行了分析。结果发现，转基因植株中，*AtCHI* 基因的表达稍有下调（株系15 除外）。*AtCHS* 基因在一些转基因株系中的表达量明显下降，如株系 9 减低到了野生型的 1/10 左右，株系 6 和 43 下降也较明显；株系 3 与野生型区别不大；但株系 15 比野生型明显上调。推测 *AtCHS* 基因在过表达 *CkMYB4* 转基因植物中总体上的表达是下调的，而株系 15 可能是转基因插入位置造成的影响，需要进一步深入研究。大多株系中 *AtCHI* 和 *AtCHS* 基因表达下调，分析其原因可能是木质素合成途径和类黄酮合成途径拥有共同的底物，当更多的底物用于木质素合成后，类黄酮代谢途径便有所下调。

5. 转基因植物木质素含量测定

对筛选到的过表达 *CkMYB4* 转基因植物（T3）进行了木质素含量检测。由于 *CkMYB4* 表达量最高的株系 3、6 和 9 结实较少并且萌发率低，因此选用表达量较高的株系 43、15 以及表达量较低的几个株系进行检测，结果如图 4-15 所示。

由图 4-15 检测结果可知，转基因株系 43 和 15 中木质素含量均高于野生型拟南芥（Wt）。另外几个株系如 14、39 和 17 中木质素含量和野生型相比区别不大。这些实验结果说明 *CkMYB4* 正调控了木质素合成途径，导致过表达 *CkMYB4* 转基因拟南芥中木质素含量明显增加。

第三节　*CiMYB15* 基因克隆和功能研究

一、*CiMYB15* 基因克隆与序列分析

从中间锦鸡儿干旱转录组数据库中筛选得到含有完整开放阅读框（ORF）的

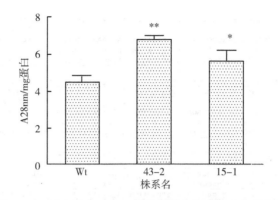

图 4-15　过表达 *CkMYB4* 转基因拟南芥木质素含量检测

注：＊表示差异显著（*P*<0.05），＊＊表示差异极显著（*P*<0.01）。

CiMYB15 基因序列，以中间锦鸡儿 cDNA 及 gDNA 为模板，利用特异性引物，分别进行 PCR 扩增（图 4-16）。

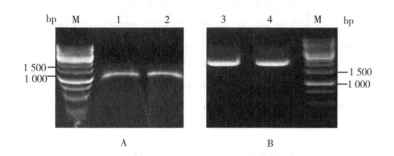

泳道 1、2. cDNA 扩增结果；泳道 3、4. gDNA 扩增结果；M. 1kb 分子量标准。

图 4-16　*CiMYB15* 基因克隆电泳结果

测序结果显示 *CiMYB15* 基因 ORF 长度为 786bp，起始密码子为 ATG，终止密码子为 TGA，编码 262 个氨基酸（图 4-17）。gDNA 长度为 1 960bp，包含三个外显子（134bp、131bp 和 521bp）和两个内含子（281bp 和 893bp）（图 4-17）。

对 *CiMYB15*、拟南芥 *AtMYB15*（XP_020889427.1）、大豆 *GmMYB29*（NP_001241360.1）和蒺藜苜蓿（*Medicago truncatula*）*MtMYB51*（ABR28339.1）进行

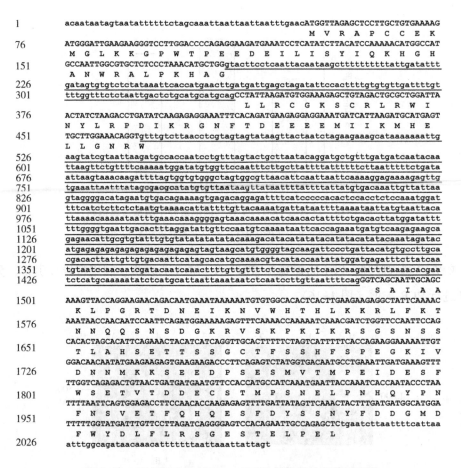

图 4-17　*CiMYB15* 的 cDNA、gDNA 及推导的氨基酸序列

注：下划线部分表示内含子区域。

多序列比对及保守结构域分析显示，CiMYB15 属于典型的 R2R3 类 MYB 转录因子家族，第 13 到第 63 位氨基酸为 R2 结构域，第 66 到第 114 位氨基酸为 R3 结构域（图 4-18）。与模式植物拟南芥 *AtMYB15* 的亲缘关系最近，相似度达到 50%。AtMYB15 属于拟南芥 R2R3 转录因子家族第 2 亚组成员，该亚组成员的蛋白 C 端均包含 *IDxSFW—MxFWFD* 这一保守结构，*CiMYB15* 也含有该序列（图 4-18）。

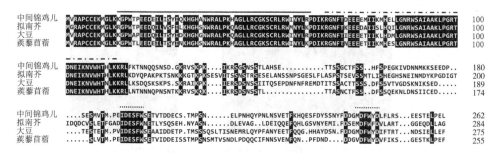

中间锦鸡儿
拟南芥
大豆
蒺藜苜蓿

图 4-18 CiMYB15 和其他 MYB 蛋白序列比较

注：黑色实线和虚线分别代表 MYB 蛋白 R2 和 R3 结构域，

黑色句点标注 IDxSFW—MxFWFD 保守序列。

二、*CiMYB15* 基因启动子克隆与序列分析

1. *CiMYB15* 基因启动子克隆

根据克隆得到的 *CiMYB15* 基因 gDNA 序列设计 3 条同向的特异性反义引物，利用基因组步移试剂盒获得 *CiMYB15* 基因上游的启动子序列。将试剂盒提供的简并引物 AP1、AP2、AP3 和 AP4 分别与 3 条特异性引物配对并进行 3 轮巢式 PCR 扩增。测序结果表明简并引物 AP2 与特异性引物的配对成功扩增得到起始密码子 ATG 上游序列，长度为 1 580 bp（图 4-19A）。设计特异性引物对 *CiMYB15* 基因启动子进行验证（图 4-19B）。

2. *CiMYB15* 基因启动子顺式作用元件预测

对 *CiMYB15* 基因启动子序列进行在线分析预测（PlantCARE），寻找其中可能存在的顺式作用元件。分析表明 *CiMYB15* 基因启动子序列具有启动子转录基本核心元件 TATA-box 和 CAAT-box（表 4-2）。除核心元件外，出现最多的是与光应答有关的顺式作用元件，如 ATC-motif（Part of a conserved DNA module involved in light responsiveness）、Box-4（Part of a conserved DNA module involved in light responsiveness）、MRE（MYB binding site involved in light）、GAG-motif、GAP-box 和 MNF1。此外，该启动子序列中包含生物胁迫与非生物胁迫有关的顺

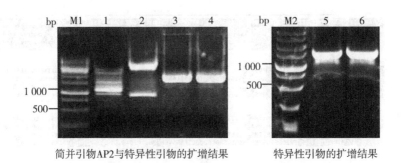

简并引物AP2与特异性引物的扩增结果　　　特异性引物的扩增结果

泳道 1. 第一轮延伸的扩增产物；泳道 2. 第二轮延伸的扩增产物；

泳道 3、4. 第三轮延伸的扩增产物；泳道 5、6. 特异引物扩增产物；

M1. 1kb 分子量标准；M2. DL5000 分子量标准。

图 4-19　*CiMYB15* 基因启动子扩增结果

式作用元件，如真菌侵害应答元件 BOX-W1、植物-病原菌互作元件 EIER、厌氧诱导响应元件 ARE、损伤诱导元件 G-box 和 P-box、盐诱导作用元件 GT1-motif、参与干旱诱导的反应元件 MBS、水杨酸应答元件 TCA-element、茉莉酸应答元件 CGTCA-motif 和 TGACG-motif。其中，MBSI 元件是调节类黄酮合成基因的 MYB 转录因子结合位点。与植物生长调节有关的顺式作用元件也有出现，如分生组织特异性表达元件 CAT-box 和赤霉素响应元件 GARE-motif。

表 4-2　*CiMYB15* 基因启动子分析

顺式作用元件名称	顺式作用元件功能	序列	来源物种
TATA-box	核心元件	TATA	*Arabidopsis thaliana*
CAAT-box	核心元件	CAAAT	*Arabidopsis thaliana*
ARE	厌氧诱导	TGGTTT	*Zea mays*
ATC-motif	光应答元件	AGTAATCT	*Spinacia oleracea*
BOX-4	光应答元件	ATTAAT	*Petroselinum crispum*
MRE	光应答元件	AACCTAA	*Petunia hybrida*

（续表）

顺式作用元件名称	顺式作用元件功能	序列	来源物种
BOX-W1	真菌侵害应答元件	TTGACC	*Petroselinum crispum*
CCAAT-box	MYBHv1 结合位点	CAACGG	*Hordeum vulgare*
TCA-element	水杨酸应答元件	CCATCTTTTT GAGAAGAATA	*Nicotiana tabacum* *Brassica oleracea*
CGTCA-motif	茉莉酸应答元件	CGTCA	*Hordeum vulgare*
TGACG-motif	茉莉酸应答元件	TGACG	*Hordeum vulgare*
EIER	植物-病原菌互作	TTCGACC	*Nicotiana tabacum*
G-box	损伤诱导/光应答	CACATGG	*Zea mays*
P-box	与 G-box 协同参与损伤反应	CCTTTTG	*Oryza sativa*
CAT-box	分生组织特异性表达元件	GCCACT	*Arabidopsis thaliana*
GAG-motif	光应答元件	AGAGAGT	*Arabidopsis thaliana*
GAP-box	光应答元件	AAATGGAGA	*Arabidopsis thaliana*
GARE-motif	赤霉素响应元件	TCTGTTG	*Brassica oleracea*
GT1-motif	盐诱导作用元件	GGTTAA	*Arabidopsis thaliana*
MBS	参与干旱诱导反应	GTCAT	*Arabidopsis thaliana*
MBSI	参与黄酮合成基因调控	AAAAAAC (G/C) GTTA	*Arabidopsis thaliana*
MNF1	光应答元件	GTGCCC	*Zea mays*

三、*CiMYB15* 基因受 UV-B 胁迫后表达上调

结合 *CiMYB15* 基因启动子及生物信息学分析，为了研究其潜在功能，对中间锦鸡儿进行 UV-B 胁迫处理，利用 qRT-PCR 技术检测了紫外胁迫下 *CiMYB15* 基因在转录水平的变化（图 4-20）。结果表明，*CiMYB15* 基因的表达受到紫外胁迫的强烈诱导，呈先上升后下降的趋势，在 6h 达到最高值，是未处理时的 190 倍左右。

四、过表达 *CiMYB15* 基因拟南芥的获得与鉴定

为研究中间锦鸡儿 *CiMYB15* 基因的功能，通过双酶切法构建了由 35S 强启

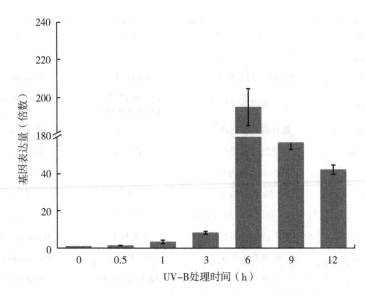

图 4-20   qRT-PCR 检测 UV-B 处理下 *CiMYB15* 基因的表达水平

注：*CiEF1α* 作为内参基因，结果计算采用 $2^{-\Delta\Delta CT}$ 法。

动子驱动的 pCanG-*CiMYB15* 重组双元表达载体。使用特异性引物 CiMYB15-HA5′和 CiMYB15-HA3′扩增得到 *CiMYB15* 基因编码区。连接到 p*EASY*-Blunt-Simple 克隆载体上进行测序，使用 *Spe* I 和 *Sal* I 对测序正确的质粒进行双酶切，将酶切片段和线性化的过表达载体 pCanG-*HA* 相连。*Spe* I、*Sal* I 位于重组质粒中目的基因的两侧，重组载体 pCanG-*CiMYB15* 双酶切验证后的凝胶电泳检测到 800bp 左右的条带（图 4-21A），说明 pCanG-*CiMYB15* 过表达载体构建成功。

采用浸花法将 pCanG-*CiMYB15* 过表达重组载体转入野生型拟南芥，得到转基因植株。利用浓度为 25mg/L 的卡那霉素筛选转基因植株并获得 T3 代纯合体 5 株。提取中间锦鸡儿、野生型和转基因拟南芥 RNA，反转录后，通过 RT-PCR 和实时荧光定量 PCR 对转基因植物中 *CiMYB15* 进行转录水平检测（图 4-21B、C）。结果显示，各转基因株系和作为阳性对照的中间锦鸡儿都成功扩增到目的条带，作为阴性对照的野生型拟南芥未扩增到 *CiMYB15* 基因（图 4-21B）。选取

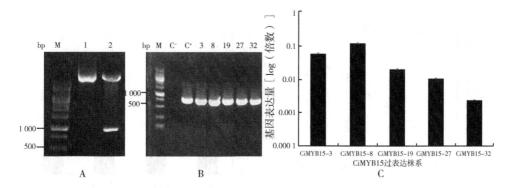

A 为 pCanG-*CiMYB15* 表达载体的酶切验证：泳道 1. 质粒对照；泳道 2. *Spe* I 和 *Sal* I 酶切鉴定。

B 为 RT-PCR 鉴定 *CiMYB15* 过表达株系：C⁻. 拟南芥 cDNA 做模板的阴性对照；C⁺. 中间锦鸡儿

cDNA 做模板的阳性对照；其他数字为过表达株系号。C 为 *CiMYB15* 过表达株系的 qRT-PCR

鉴定（选择 *AtEF1α* 作为内参基因，结果计算采用 $2^{-\Delta CT}$ 法。纵轴用对数轴表示）。

M. 1kb 分子量标准。

图 4-21 pCanG-*CiMYB15* 表达载体构建及转基因株系鉴定

3 个表达水平较高的株系，CiMYB15-3、CiMYB15-8 和 CiMYB15-19 进行后续实验（图 4-21C）。

五、*CiMYB15* 基因过表达植物中总黄酮含量升高

分析 *CiMYB15* 启动子序列得知，该基因启动子序列中有调节类黄酮合成的 MYB 转录因子结合位点，且出现 3 次，由此推测 *CiMYB15* 基因可能与类黄酮代谢有关，因此采用超声辅助提取，硝酸铝比色法测定了转基因植物体内总黄酮含量。首先利用硝酸铝比色法绘制芦丁标准曲线，结果显示芦丁浓度（x）和吸光值（y）呈 $y = 1.227x - 0.0038$（$R^2 = 0.9984$）的线性关系，芦丁浓度在 0 ~ 0.08mg/mL 范围内线性关系良好（图 4-22A）。

根据公式，通过野生型和转基因各株系OD值，计算滤液中总黄酮质量浓度，再换算为每克植物鲜重所含总黄酮。测定结果表明，*CiMYB15* 转基因株系的总黄酮含量高于野生型拟南芥［野生型为（42.8±6.17）μg/gFW，CiMYB15-3 为

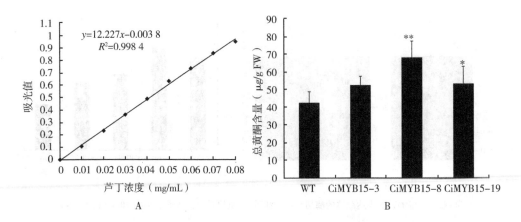

图 4-22　野生型和 *CiMYB15* 转基因株系总黄酮含量

（52. 77±4. 97）μg/gFW，CiMYB15-8 为（68. 44±9. 17）μg/gFW，CiMYB15-19 为（53. 65±9. 74）μg/gFW]，且差异显著（图 4-22B）。其中，CiMYB15-8 过表达株系中 *CiMYB15* 基因的表达量是最高的，与之相对应的，其黄酮含量也是 3 个株系中最高的，表明 *CiMYB15* 基因正向调控类黄酮化合物的生成，并且可能具有剂量效应。

六、过表达 *CiMYB15* 基因影响拟南芥类黄酮合成相关基因的表达

由于转基因植物中总黄酮含量发生了改变，为进一步确认 *CiMYB15* 基因对类黄酮合成通路相关基因的影响，以野生型和转基因拟南芥 cDNA 为模板，进行了 qRT-PCR 实验验证（图 4-23）。

结果表明，类黄酮合成通路早期的一个关键酶基因 *AtCHS* 在 *CiMYB15* 基因过表达株系中的表达量显著上调（图 4-23A），但其他基因（*CHI*、*F3H*、*FLS* 和 *DFR*）的表达量相较于野生型没有明显变化（图 4-23B）。说明 *CiMYB15* 基因可能在转录水平上正向调控类黄酮代谢通路中 *CHS* 基因的表达从而影响类黄酮代谢途径。

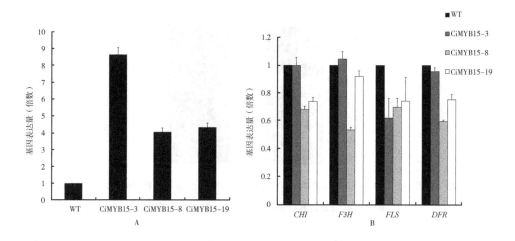

图 4-23　野生型和转基因株系中类黄酮代谢途径相关基因检测

注：选 $AtEF1\alpha$ 作为内参基因，结果计算采用 $2^{-\Delta\Delta CT}$ 法。

第四节　*CiMYB31* 基因克隆和功能研究

一、*CiMYB31* 基因的 cDNA 和 gDNA 克隆

从干旱转录组数据库中筛选到 *CiMYB31*，利用 NCBI Blast 将这条 *MYB* 基因序列与其他植物该基因序列进行比对，发现其具有完整的开放阅读框（ORF）并具有部分非翻译区（Untranslated regions，UTR）序列。以中间锦鸡儿 cDNA 和基因组 DNA 为模板，利用特异性引物（附表）对 *CiMYB31* 基因的 cDNA 和 gDNA 进行 PCR 扩增，电泳结果见图 4-24。

二、*CiMYB31* 基因序列分析

测序结果显示 *CiMYB31* 的开放阅读框长度为 969bp，编码的氨基酸数目为 323 个。基因的起始密码子为 ATG，终止密码子为 TAG。*CiMYB31* 基因 gDNA 序

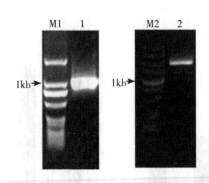

泳道 1. *CiMYB31* cDNA；泳道 2. *CiMYB31* gDNA；M1. DL2000 分子量标准；M2. DL5000 分子量标准。

图 4-24　*CiMYB31* 基因的 cDNA 和 gDNA 电泳图

列长度为 1 724bp，包含 2 个内含子和 3 个外显子（图 4-25）。内含子的 5′-端为 GT，3′-端为 AG，符合真核生物内含子的剪切规律。

利用 GSDS 系统绘制了 *CiMYB31* 的基因结构，见图 4-26。通过在线工具 SMART 对蛋白结构进行分析（图 4-27），结果显示 *CiMYB31* 基因所编码蛋白的 N 端包含有 R2R3 重复序列，包含两个 MYB 结构域（第 14~64 个氨基酸和第 67~115 个氨基酸），这与植物 MYB 蛋白的 DNA 结合结构域是一致的，因此认为该基因属于 R2R3-MYB 蛋白。R2 结构域含有 3 个保守的色氨酸残基，每间隔 19 个氨基酸具有 1 个保守的疏水性色氨酸，*CiMYB31* 的 3 个色氨酸分别位于第 18 个氨基酸、第 38 个氨基酸与第 58 个氨基酸。*CiMYB31* 的 R3 结构域中第一个色氨酸（W）被苯丙氨酸（F）所取代，在每间隔 18 个氨基酸后出现一个疏水氨基酸（F，第 71 个氨基酸；W，第 90 个氨基酸，第 109 个氨基酸）。每个重复形成三个 α 螺旋，第二个与第三个 α 螺旋形成螺旋-转角-螺旋（HTH）结构，其中色氨酸起着疏水核心的作用，维持 HTH 构型。

三、*CiMYB31* 的系统进化分析

根据从 R2R3-MYB 蛋白的 MYB 结构域开始到其羧基端所呈现的保守氨基酸基序的不同，将拟南芥的 125 个 R2R3-MYB 蛋白分成 25 个亚组。运用 Mega 6.0

```
1     ATGATGGGAAGACCACCTTGCTGTGACAAAATTGGAGTTAAGAAAGGGCCTTGGACTCCAGAGGAAGACATCATC
      M  M  G  R  P  P  C  C  D  K  I  G  V  K  K  G  P  W  T  P  E  E  D  I  I
76    TTGGTCTCTTATATTCAAGAACATGGACCTGGGAATTGGAGATCAGTTCCCACCAGTACAGgtaattaaaacaat
      L  V  S  Y  I  Q  E  H  G  P  G  N  W  R  S  V  P  T  S  T
151   tcaaacaaaatttataattttttattcattaattatatatgtatatgatacataccctgttgtactggtgttgttat
226   aattttatgttttttggtaagagatatgcgtctgattttgtatgccattgattttgtttttttcagGTTTGATGAGA
                                                                         G  L  M  R
301   TGCAGTAAAAGCTGCAGACTCAGATGGACCAACTATCTCCGACCAGGTATCAAACGAGGTAATTTCACCGATCAC
      C  S  K  S  C  R  L  R  W  T  N  Y  L  R  P  G  I  K  R  G  N  F  T  D  H
376   GAAGAGAAAATGATAATCCACCTCCAAGCGCTTTTGGGCAACAGgtactacctactctcatctttatgaccttg
      E  E  K  M  I  I  H  L  Q  A  L  L  G  N  R
451   atccctggtgtcaagaatttacacatattcattgtagttagtaaatctctgtggttggatgaagatcaaatgact
526   cgtattttgagatcaaatcttcatcgaacggtttagatatattgactgcaatgaatgtgtgagttcttgattgac
601   ggcaggaaatccaaatccatcctttacttctcacctattcttgtgcaatatttgttattttagaacttgataatt
676   tagaggaaaaactttaaatttgttcccaaaaaatttaatggaaaaccacccatttgtttctaataatgtgaaaac
751   ttgactttgaatcccaaaatatgaattacgttagatcatttagtcgtagtatttgtgacttctgaaaatcaaatg
826   atagtaacgtttttaaaaactaatggatctcaggcaatttttctcacatcatgaaattaatagaaagaacatat
901   atataaaataatttttttgggattggtttgctttaaattttttttatttttgctttaatgaatttcctaatcgata
976   tttcctaaggtttctaacatacactatgcatttataattggtgtagATGGGCTGCCATAGCTTCTTATCTTCCC
                                                       W  A  A  I  A  S  Y  L  P
1051  AGAGGACAGACAACAATGACATAAAAAACTATTGGAATACCCATTTGAAGAAAAAGCTGAAGAAGGTTCAAACTGGGA
      Q  R  T  D  N  D  I  K  N  Y  W  N  T  H  L  K  K  K  L  K  K  V  Q  T  G
1126  CAGAAGCTGATAATGACAAAGAAGGATGCTCTATCCCACAGGAAAAGGGTCAGTGGGAGAGAAAGCTTCAAACAA
      T  E  A  D  N  D  K  E  G  C  S  I  P  Q  E  K  G  Q  W  E  R  K  L  Q  T
1201  ATATCCACATGGCCAAACAAGCCTTGTGTGAAGCACTCTCCCTTGACAAACCAACACAAATTTTACCAGACACCA
      N  I  H  M  A  K  Q  A  L  C  E  A  L  S  L  D  K  P  T  Q  I  L  P  D  T
1276  ACGACGACAACAACAACAACAACGGCCGCAGCGCCTAACCGAGCATCCCATATGCGTCAAGACGCTGAAAACATAG
      D  D  D  N  N  N  N  A  A  A  P  N  R  A  S  P  Y  A  S  S  A  E  N  I
1351  CGCGATTGCTCGAAAACTGGATGAAGAAACCCGAAAACTCGGCTGAGGCTACAAATTCTGGAAACTCATTCAGCA
      A  R  L  L  E  N  W  M  K  K  P  E  N  S  A  E  A  T  N  S  G  N  S  F  S
1426  ACATGGTGACAACAGGATCTAGTTCTAGTGAAGGAGCACAGAGCACTGTTGCTTACACACCACCAGATCATCATG
      N  M  V  T  T  G  S  S  S  S  E  G  A  Q  S  T  V  A  Y  T  P  P  D  H  H
1501  GTTTTGAGTCTTTGTTGAGCTTCAAGTCCATCAACTCTGATATTTATCAATCTATGTCGGTTGAAGAAAATACCA
      G  F  E  S  L  L  S  F  K  S  I  N  S  D  I  Y  Q  S  M  S  V  E  E  N  T
1576  ACTTGAAAATGGAGTCTTGTTTCTTTCAAGAAGAAAGTAAGCAAGTCCCACTTATGTTGCTGGAGAAGTGGCTTT
      N  L  K  M  E  S  C  F  F  Q  E  E  S  K  Q  V  P  L  M  L  L  E  K  W  L
1651  TTGATGATGGTGCAGCTCAGTGCAATGATGATCTAATGAACATGTCACTTGAAGAAGTACTGAAGGGTTGTTT
      F  D  D  G  A  A  Q  C  N  D  D  L  M  N  M  S  L  E  E  S  T  E  G  L  F
1725  TAG
```

图 4-25 _CiMYB31_ 的 cDNA、gDNA 序列及推导的氨基酸序列

注：下划线并小写的字母为内含子区域；大写字母为编码区；加粗字母为终止密码子 TAG。

将 CiMYB31 与拟南芥中所有 R2R3-MYB 及相似性较高的其他植物的 R2R3-MYB 转录因子进行比对分析，之后采用邻接法构建系统进化树（图 4-28）。

结果显示 CiMYB31 属于第 1 亚组。拟南芥 R2R3-MYB 家族中的第 1 亚组成员参与调控生物及非生物胁迫反应。_CiMYB31_ 与 _CiMYBJ2_、_GmMYBJ2_ 的相似性

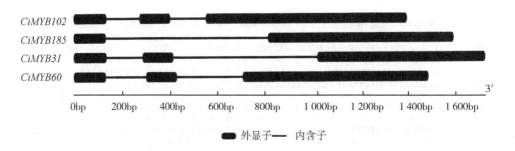

图 4-26 *CiMYB31* 基因结构

注：黑色矩形框表示外显子，黑色细线表示内含子。

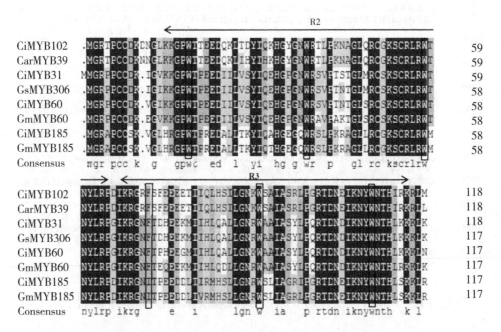

CarMYB39. 鹰嘴豆 XP_004485696.1；GsMYB306. 野生大豆 KHN32523.1；

GmMYB60. 大豆 NP_001240154.1；GmMYB185. 大豆 NP_001235820.1。

图 4-27 **CiMYB31 与其他 MYB 蛋白的多序列比对**

均在 70% 左右，但 GmMYBJ2 与 CiMYB31 的亲缘关系更近。CiMYB31 与拟南芥

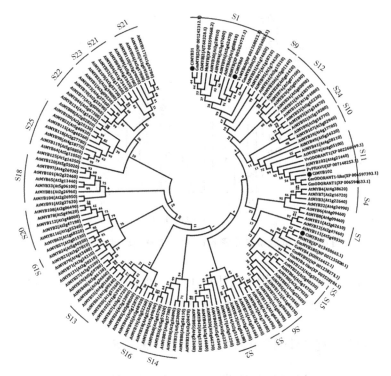

图 4-28　CiMYB31 与其他 MYB 转录因子的系统进化分析

注：系统进化树用邻接法计算，Bootstrap 值设为 1 000 次。

AtMYB94 和 AtMYB31 相似性最高为 54%，与 AtMYB96 相似性为 51%，系统进化分析显示 CiMYB31 与拟南芥 R2R3-MYB 的第 1 亚组聚在一起，但并不能判断具体与其中哪个亲缘关系更近。

四、*CiMYB31* 基因在不同胁迫下的表达分析

为了研究 *CiMYB31* 基因是否受到各种非生物胁迫诱导，利用实时荧光定量 PCR 检测了该基因在脱水、ABA、NaCl、冷和干旱处理下的表达情况，结果如图 4-29 所示。

在脱水、低温和 ABA 处理下，*CiMYB31* 的表达量变化都不明显。低温

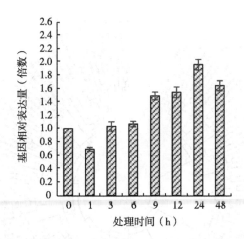

图 4-29　低温胁迫处理下 *CiMYB31* 基因转录水平的变化

（4℃）处理下，*CiMYB31* 基因的表达量在 1h 时略降低，之后随着处理时间的延长而逐渐升高，24h 时达到最高，为未处理时的 1.96 倍。

五、*CiMYB31* 基因在不同组织部位的表达量

对生长 20d 的中间锦鸡儿幼苗进行取样并分别提取根、茎、叶及子叶的 RNA，以反转录后的 cDNA 作为模板进行实时荧光定量 PCR 检测，分析 *CiMYB31* 在不同组织部位的表达情况（图 4-30）。

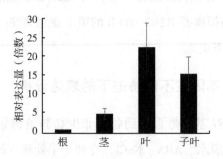

图 4-30　*CiMYB31* 基因在不同组织部位的相对表达量

结果显示 *CiMYB31* 基因在根、茎、叶及子叶中均有表达。*CiMYB31* 基因在根中表达量最低，其次为茎和子叶，在叶中表达量最高。

六、过表达 *CiMYB31* 转基因拟南芥的获得

1. GFP 融合表达载体的构建与鉴定

利用限制性内切酶 *Nco* I 和 *Spe* I 鉴定 *p35s*：：*CiMYB31-GFP*（图 4-31）。

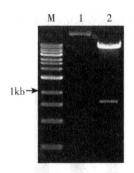

M. DL12000 分子量标准；泳道 1. 质粒对照；

泳道 2. *Nco* I 和 *Spe* I 双酶切。

图 4-31　*CiMYB31* 融合表达载体鉴定

2. 转基因纯合体植株的筛选

将构建好的 *p35s*：：*CiMYB31-GFP* 重组质粒利用花序浸染法转入野生型拟南芥（Columbia-0），利用潮霉素筛选转基因株系，依据孟德尔遗传定律筛选符合绿色大苗与绿色小苗比例为 3：1 的 T2 代株系，从 T2 代株系中筛选 T3 代株系，便可获得单拷贝纯合体株系，见图 4-32。获得 *CiMYB31* 转基因纯合体株系 6 个。

3. 转基因纯合体目的基因表达水平检测

利用实时荧光定量 PCR 对 *CiMYB31* 过表达株系中目的基因的表达量进行检测（图 4-33）。*CiMYB31* 转基因株系中 22-5 目的基因表达量最高，其次为 4-9、11-4 和 6-9 表达量最低。

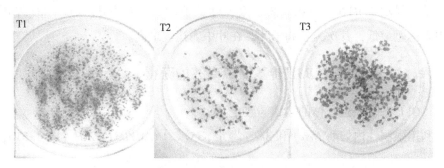

图 4-32　转基因纯合体植株的筛选（见书后彩图）

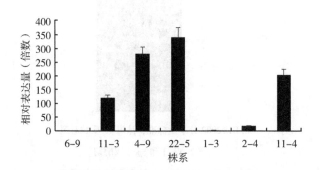

图 4-33　过表达株系中 *CiMYB31* 表达水平的检测

七、*CiMYB31* 基因启动子克隆

1. 利用染色体步移方法克隆 *CiMYB31* 基因的启动子

CiMYB31 启动子的克隆进行了 2 次延伸，每次延伸都通过 3 轮热不对称巢式 PCR 获取基因的侧翼序列（图 4-34）。*CiMYB31* 在第 1 次延伸时仅有 AP4 引物 的第 3 轮 PCR 产物条带明亮清晰，对该 PCR 产物进行胶回收并测序，分析表明 扩增目的条带为 548bp（扩增到起始密码子 ATG 上游 434bp 序列）。

第 1 次延伸得到的序列较短，因此根据第 1 次步移获取的序列设计第 2 次延 伸的特异性引物。第 2 次延伸结果显示仅有 AP1 引物的第 3 轮 PCR 产物条带明 亮清晰，对该 PCR 产物进行胶回收并测序，分析表明扩增目的条带为 613bp（扩增到上游序列 474bp)。两次延伸结果拼接后得到起始密码子 ATG 上游序列为 908bp，以此设计特异性引物对拼接序列进行验证，测序显示扩增条带为 922bp，得到起始密码子 ATG 上游序列 902bp。

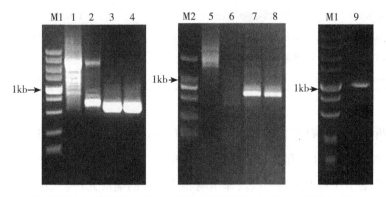

M1. DL5000 分子量标准；M2. DL2000 分子量标准；1. 第一次延伸第一轮 PCR 产物；2. 第一次延伸第二轮 PCR 产物；3、4. 第一次延伸第三轮 PCR 产物；5. 第二次延伸第一轮 PCR 产物；6. 第二次延伸第二轮 PCR 产物；7、8. 第二次延伸第三轮 PCR 产物；9. 利用特异性引物克隆的 PCR 产物。

图 4-34　*CiMYB31* 基因启动子克隆电泳结果

2. *CiMYB31* 基因启动子响应元件分析

在 Plant CARE 网址上对扩增得到的 *CiMYB31* 基因的启动子序列进行顺式作用元件分析，结果显示 *CiMYB31* 基因的启动子序列中除具有真核生物启动子的重要调控元件 TATA 框和 CAAT 框外，还具有与光反应和胁迫相关的响应元件（表 4-3）。

表 4-3　*CiMYB31* 基因启动子分析

顺式作用元件名称	顺式作用元件功能	序列
ACE	光应答元件	GACACGTATG/ACGTGGA/AAAACGTTTA
AE-box	光应答元件	AGAAACAA
ATCT-motif	光应答元件	AATCTAATCC/AATCTGATCG

（续表）

顺式作用元件名称	顺式作用元件功能	序列
I-box	光应答元件	CTCTTATGCT/cCATATCCAAT
TCT-motif	光应答元件	TCTTAC
Box-W1	真菌诱导响应组件	TTGACC
MBS	干旱诱导相关的 MYB 结合位点	CGGTCA/CAACTG
LTR	低温响应涉及的元件	CCGAAA
Circadian	昼夜节律相关	CAANNNNATC/CAAAGATATC

分析表明，*CiMYB31* 具有与光反应（I-box、TCT-motif、ACE 和 AE-box）、真菌诱导（Box-W1）和昼夜节律（Circadian）有关的顺式作用元件。此外，*CiMYB31* 启动子序列上包括一些与非生物胁迫相关的响应元件，如与干旱相关的元件（MBS）、低温响应元件（LTR）。

第五节　*CiMYB60* 基因克隆和功能研究

一、*CiMYB60* 基因的 cDNA 与 gDNA 克隆

从干旱转录组数据库中筛选到 *CiMYB60*，利用 NCBI Blast 将其序列与其他植物 MYB 基因序列进行比对，发现其具有完整的开放阅读框（ORF）并具有部分非翻译区（Untranslated regions，UTR）序列。为进一步验证序列的正确性，以中间锦鸡儿 cDNA 和基因组 DNA 为模板，利用特异性引物（附表）对 *CiMYB60* 基因的 cDNA 和 gDNA 进行 PCR 扩增，结果见图 4-35。

二、*CiMYB60* 基因序列分析

测序结果显示 *CiMYB60* 的开放阅读框长度为 1 035bp，编码的氨基酸数目为345 个。基因的起始密码子为 ATG，终止密码子为 TAA。*CiMYB60* 基因 gDNA 序

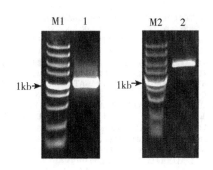

泳道 1. *CiMYB60* cDNA；泳道 2. *CiMYB60* gDNA；

M1、M2. DL5000 分子量标准。

图 4-35 *CiMYB60* 基因的 cDNA 和 gDNA 电泳图

列长度为 1 485bp，包含 2 个内含子和 3 个外显子，内含子的 5′-端为 GT，3′-端为 AG，符合真核生物内含子的剪切规律，见图 4-36。

通过在线工具 SMART 对蛋白结构进行分析（图 4-37），结果显示 *CiMYB60* 基因所编码蛋白的 N 端包含有 R2R3 重复序列，重复序列位于第 13~63 个氨基酸和第 66~第 114 个氨基酸，这与植物 MYB 蛋白的 DNA 结合结构域是一致的，因此认为该基因属于 R2R3-MYB 蛋白。R2 结构域含有 3 个保守的色氨酸残基，每间隔 19 个氨基酸具有 1 个保守的疏水性色氨酸，*CiMYB60* 的 3 个色氨酸分别位于第 17 个氨基酸、第 37 个氨基酸与第 57 个氨基酸。R3 结构域中第一个色氨酸（W）被苯丙氨酸（F）所取代，每间隔 18 个氨基酸出现一个疏水氨基酸（F，第 70 个氨基酸；W，第 89 个氨基酸，第 108 个氨基酸）。每个重复形成三个 α 螺旋，第二个与第三个 α 螺旋形成螺旋-转角-螺旋（HTH）结构，其中色氨酸起着疏水核心的作用维持 HTH 构型。

三、*CiMYB60* 的系统进化分析

根据从 R2R3-MYB 蛋白的 MYB 结构域开始到其羧基端所呈现的保守氨基酸基序的不同，将拟南芥的 125 个 R2R3-MYB 蛋白分成 25 个亚组。运用 Mega 6.0

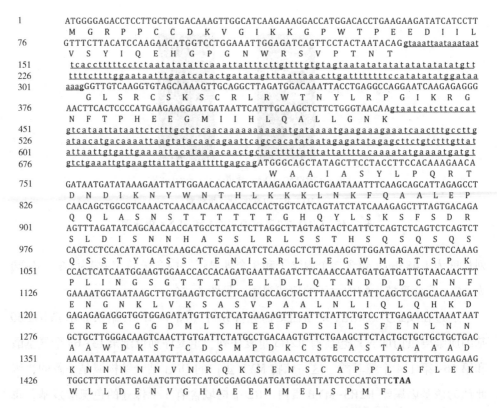

图 4-36 *CiMYB60* 的 cDNA、gDNA 序列及推导的氨基酸序列

注：下划线并小写的字母为内含子区域；大写字母为编码区；加粗字母为终止密码子 TAA。

将 CiMYB60 与拟南芥中所有 R2R3-MYB 及相似性较高的其他植物的 R2R3-MYB 转录因子进行比对分析，之后采用邻接法构建系统进化树（图 4-38）。

结果显示 CiMYB60 属于第 1 亚组，拟南芥 R2R3-MYB 家族第 1 亚组成员参与调控生物及非生物胁迫反应。CiMYB60 与 GmMYB306、VvMYB60 的亲缘关系较近，相似性分别为 71% 和 58%。CiMYB60 与十字花科植物拟南芥 AtMYB60 亲缘关系最近，一致性达到 52%，而与同属于 MYB 蛋白第 1 亚组的 AtMYB30、At-MYB31、AtMYB96 与 AtMYB94 的同源性较远。

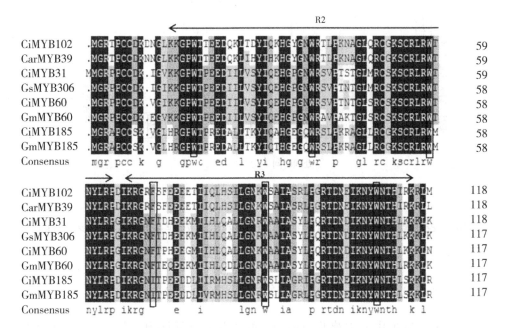

CarMYB39. 鹰嘴豆 XP_004485696.1；GsMYB306. 野生大豆 KHN32523.1；

GmMYB60. 大豆 NP_001240154.1；GmMYB185. 大豆 NP_001235820.1。

图4-37 CiMYB60 与其他 MYB 蛋白的多序列比对

四、*CiMYB60* 基因在不同胁迫下的表达分析

为了研究 *CiMYB60* 基因是否受到各种非生物胁迫诱导，利用实时荧光定量 PCR 检测了该基因在脱水、ABA、NaCl、冷和干旱处理下的表达情况，结果如图 4-38 所示。

在脱水、NaCl、UV-B 处理下，*CiMYB60* 的表达量均降低。脱水条件下，*CiMYB60* 的表达量在 3h 之前基本维持稳定，之后逐渐回落，48h 时达到最低，为未处理时的 0.084 倍。NaCl 处理下，*CiMYB60* 的表达量逐渐降低，48h 时降到最低，达到 0.19 倍。ABA 处理下，*CiMYB60* 的表达量基本维持在未处理时的 0.65~0.85 倍，ABA 处理后 *CiMYB60* 的表达未有明显改变。UV-B 处理下，*Ci-*

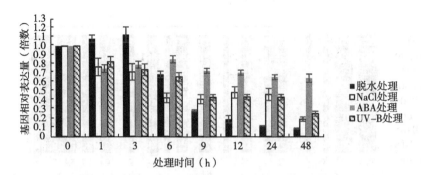

图 4-38 胁迫处理下 *CiMYB60* 基因转录水平的变化

MYB60 的表达量随着处理时间的延长而逐渐降低，处理 48h 后降低到未处理时的 0.25 倍。

五、*CiMYB60* 基因在不同组织部位的表达量

对生长 20d 的中间锦鸡儿幼苗进行取样并分别提取根、茎、叶及子叶中的 RNA，以反转录后的 cDNA 作为模板进行实时荧光定量 PCR 检测，分析 *CiMYB60* 在不同组织部位的表达情况（图 4-39）。

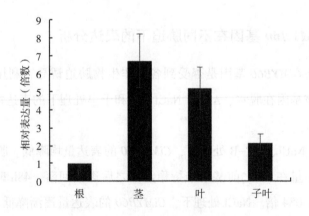

图 4-39 *CiMYB60* 基因在不同组织部位的相对表达量

结果显示 *CiMYB60* 基因在根、茎、叶及子叶中均有表达。*CiMYB60* 基因在茎中表达量最高，其次为叶和子叶，在根中表达量最低。

六、过表达 *CiMYB60* 转基因拟南芥的获得

1. GFP 融合表达载体的构建与鉴定

利用 In-Fusion 连接酶将克隆到的 *CiMYB60* 片段与用 *Nco* I 酶切过的 pCambia1302 表达载体进行连接，进一步进行酶切鉴定。*CiMYB60* 的 ORF 在 689bp 与 876bp 处有两个 *Hind* Ⅲ 酶切位点，pCambia1302 载体中也含有一个 *Hind* Ⅲ 酶切位点，因此选用 *Hind* Ⅲ 酶对重组质粒进行酶切鉴定。*p35s*：：*CiMYB60-GFP* 重组质粒酶切后理论上应有 1 450bp 和 187bp 的两个小片段，但由于琼脂糖凝胶浓度为 1%并且电泳时间较长导致酶切的小片段看不到，只看到大片段 1 450bp（图 4-40）。

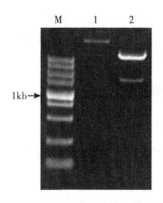

M. DL5000 分子量标准；泳道 1. 质粒对照；泳道 2. *Hind* Ⅲ 单酶切。

图 4-40　*CiMYB60* 融合表达载体鉴定

2. 转基因纯合体植株的筛选

将构建好的 *p35s*：：*CiMYB60-GFP* 重组质粒利用花序浸染法转入野生型拟南芥，利用潮霉素筛选转基因株系，依据孟德尔遗传定律筛选符合绿色大苗与绿色小苗比例为 3∶1 的 T2 代株系，从 T2 代株系中筛选 T3 代株系，便可获得单拷

贝纯合体株系。获得 *CiMYB60* 转基因纯合体株系 3 个。

3. 转基因纯合体目的基因表达水平检测

利用实时荧光定量 PCR 对 *CiMYB60* 过表达株系中目的基因的表达量进行检测（图 4-41）。*CiMYB60* 的 3 个转基因纯合体株系中 2-4 目的基因表达量最高，4-4 表达量最低。

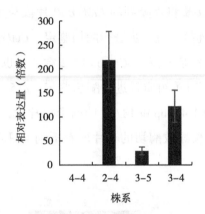

图 4-41　过表达株系中 *CiMYB60* 表达水平的检测

七、*CiMYB60* 基因启动子克隆

1. 利用染色体步移方法克隆 *CiMYB60* 基因的启动子

CiMYB60 启动子的克隆进行了 2 次延伸，每次延伸都通过 3 轮热不对称巢式 PCR 获取基因的侧翼序列（图 4-42）。

CiMYB60 第 1 次延伸的电泳结果显示仅有 AP2 引物的第 3 轮 PCR 产物条带明亮清晰，对该 PCR 产物进行胶回收并测序，分析表明扩增目的条带为 294bp（扩增到起始密码子 ATG 上游片段为 174bp）。由于第 1 次延伸扩增序列太短，为获得更完整的启动子序列，以第 1 次步移获取的序列设计第 2 次延伸的特异性引物进行第 2 次延伸。第 2 次延伸的电泳结果显示仅有 AP2 引物的第 3 轮 PCR 产物条带明亮清晰，对该 PCR 产物进行胶回收并测序，分析表明扩增目的条带为

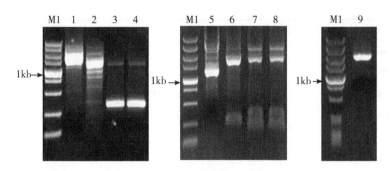

M1. DL5000 分子量标准；1. 第 1 次延伸第 1 轮 PCR 产物；2. 第 1 次
延伸第 2 轮 PCR 产物；3、4. 第 1 次延伸第 3 轮 PCR 产物；5. 第 2 次
延伸第 1 轮 PCR 产物；6. 第 2 次延伸第 2 轮 PCR 产物；7、8. 第 2 次
延伸第 3 轮 PCR 产物；9. 利用特异性引物克隆的 PCR 产物。

图 4-42　*CiMYB60* 基因启动子克隆电泳结果

1 838bp（扩增到上游序列 1 636bp）。两次延伸结果拼接后得到起始密码子 ATG
上游序列为 1 860bp，以此拼接结果设计特异性引物扩增 *CiMYB60* 的启动子以对
序列进行验证，测序结果显示扩增条带为 1 878bp，得到起始密码子上游序列
1 848bp。

2. *CiMYB60* 基因启动子响应元件分析

在 Plant CARE 网址上对扩增得到的 *CiMYB60* 基因的启动子序列进行顺式作
用元件分析，结果显示该基因的启动子序列中除具有真核生物启动子的重要调控
元件 TATA 框和 CAAT 框外，还具有与光反应、激素和胁迫相关的响应元件（表
4-4）。

表 4-4　*CiMYB60* 基因启动子分析

顺式作用元件名称	顺式作用元件功能	序列
3-AF1 binding site	光应答元件	AAGAGATATTT
AE-box	光应答元件	AGAAACAA
Box 4	光应答元件	ATTAAT

（续表）

顺式作用元件名称	顺式作用元件功能	序列
Box I	光应答元件	TTTCAAA
CATT-motif	光应答元件	GCATTC
G-Box	光应答元件	CACGAC/CACGTC/GACATGTGGT/CACATGG
GT1-motif	光应答元件	GGTTAAT/GGTTAA
GAG-motif	光应答元件	AGAGATG
I-box	光应答元件	CTCTTATGCT/CCATATCCAAT
Sp1	光应答元件	GGGCGG/CC（G/A）CCC
CGTCA-motif	茉莉酸甲酯应答元件	CGTCA
TGACG-motif	茉莉酸甲酯应答元件	TGACG
CCGTCC-box	分生组织特异性活跃相关	CCGTCC
NON-box	分生组织特异性活跃相关	AGATCGACG
GCN4-motif	胚乳表达中涉及元件	TGTGTCA
Skn-1-motif	胚乳表达相关调控元件	GTCAT
as-2-box	地上部特异性表达与光应答元件	GATAATGATG
Box-W1	真菌诱导响应组件	TTGACC
ARE	厌氧诱导相关的顺式作用元件	TGGTTT
MBS	干旱诱导相关的 MYB 结合位点	CGGTCA/CAACTG
HSE	热胁迫响应顺式调控元件	AGAAAATTCG/AAAAAATTTC
TC-rich repeats	防御与胁迫应答顺式元件	GTTTTCTTAC/ATTTTCTCCA/ATTCTCTAAC
Circadian	昼夜节律相关	CAANNNNATC/CAAAGATATC

CiMYB60 具有一些与光反应相关元件，激素相关元件中仅有茉莉酸甲酯应答元件（CGTCA-motif 和 TGACG-motif）。*CiMYB60* 具有一些组织特异性表达元件，如分生组织相关的（CCGTCC-box 和 NON-box）、胚乳表达有关的（GCN4-motif 和 Skn-1-motif）和地上部特异性表达和光应答元件（as-2-box）。*CiMYB60* 具有厌氧诱导相关的元件 ARE，真菌诱导响应元件（Box-W1），昼夜节律元件（Circadian）。此外 *CiMYB60* 启动子上存在一些与逆境胁迫相关的元件，如干旱诱导相关的 MYB 结合位点（MBS），热胁迫响应顺式调控元件（HSE），防御与胁迫

应答顺式元件（TC-rich repeats）。

第六节　*CiMYB68* 基因克隆和功能研究

一、*CiMYB68* 基因序列的获得

利用 RACE 技术，以中间锦鸡儿 cDNA 为模板，得到 *CiMYB68* 基因 3′-RACE（图 4-43A）和 5′-RACE（图 4-43B）片段。

将扩增得到的 *CiMYB68* 基因 RACE 片段与测序载体 pMD19-T 连接后转化大肠杆菌 DH5α 感受态，通过菌落 PCR 与酶切双重鉴定后，将阳性克隆送测序公司（上海生工生物工程有限公司）测序，得到 874bp 的 3′-端序列和 290bp 的 5′-端序列。

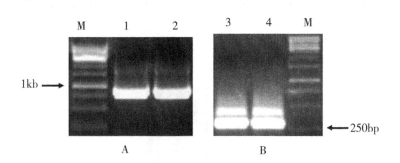

M. 1kb 分子量标准；泳道 1、2.3′-端扩增结果，泳道 3、4.5′-端扩增结果。

图 4-43　*CiMYB68* 基因 RACE 结果

将克隆得到的 5′-RACE 和 3′-RACE 片段与中间片段用 Vector NTI Advance 10.3 拼接得到中间锦鸡儿 *CiMYB68* 基因 cDNA 全长序列，结果显示该基因全长为 1 209bp，具备完整的开放阅读框（ORF）。将其翻译成相应的氨基酸序列，使用 NCBI 的 BLASTP 工具进行在线比对分析，结果显示该基因和同属豆科的大豆 MYB 蛋白相似性最高，证明克隆到的为中间锦鸡儿 *MYB* 基因。图 4-44 为中间

锦鸡儿 *CiMYB68* 基因的 ORF 区域电泳结果。

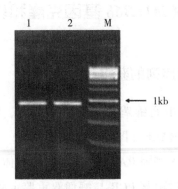

M. 1kb DNA Marker；泳道 1、2. *CiMYB68* 基因 ORF 序列的 PCR 产物。

图 4-44　*CiMYB68* 基因 ORF 区域电泳结果

用特异引物（*CiMYB68*-1/-2）对中间锦鸡儿基因组 DNA 进行扩增，得到 *CiMYB68* 基因组 DNA 序列全长为 1 209bp。图 4-45 为 *CiMYB68* 基因组 DNA 全长序列扩增结果。

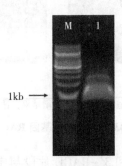

M. 1kb DNA Marker；泳道 1. *CiMYB68* 基因组 DNA 的 PCR 产物。

图 4-45　*CiMYB68* 基因组 DNA 全长序列扩增结果

二、*CiMYB68* 基因序列生物信息学分析

1. 核苷酸序列分析结果

分析 gDNA 全长和 cDNA 全长后发现该基因无内含子。通过 ORF finder 工具对 *CiMYB68* 基因 cDNA 序列的开放阅读框进行分析发现：*CiMYB68* 基因 cDNA 序列包含 852bp 的开放阅读框（ORF），起始密码子为 ATG，终止密码子为 TGA，包含 214bp 的 5′-UTR 区和 143bp 的 3′-UTR 区（图 4-46）。

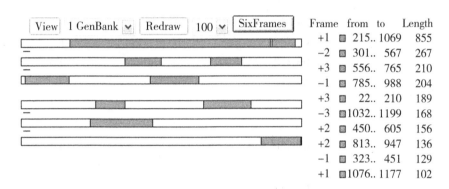

图 4-46　*CiMYB68* 基因 ORF 分析

2. 氨基酸序列分析结果

（1）蛋白质理化性质与氨基酸组成分析。用 ProtParam 程序对 *CiMYB68* 基因氨基酸序列的氨基酸残基数、相对分子质量、理论等电点等理化性质进行分析与预测，结果见表 4-5。

表 4-5　*CiMYB68* 蛋白的理化性质和氨基酸组成

理化参数	*CiMYB68*
氨基酸残基数（个）	284
蛋白质相对分子量（Da）	31 459.4
理论等电点	8.95

（续表）

理化参数	CiMYB68		
	氨基酸名称	氨基酸个数（个）	比例（%）
	Ala（A）	17	6.0
	Arg（R）	22	7.7
	Asn（N）	14	4.9
	Asp（D）	13	4.6
	Cys（C）	5	1.8
	Gln（Q）	9	3.2
	Glu（E）	20	7.0
	Gly（G）	18	6.3
	His（H）	7	2.5
氨基酸组成	Ile（I）	12	4.2
	Leu（L）	24	8.5
	Lys（K）	16	5.6
	Met（M）	9	3.2
	Phe（F）	4	1.4
	Pro（P）	15	5.3
	Ser（S）	37	13.0
	Thr（T）	19	6.7
	Trp（W）	5	1.8
	Tyr（Y）	4	1.4
	Val（V）	14	4.9

（2）蛋白质亲/疏水性分析结果。用 ProtScale 程序对 *CiMYB68* 编码的氨基酸序列进行亲/疏水性分析。正值越大说明该区域越疏水，负值越大说明该区域越亲水，介于+0.5～−0.5 的氨基酸主要为两性氨基酸，结果见图 4-47。位于第241 位的甲硫氨酸（Met）具有最高分值 1.544，疏水性最强；分别位于第 207、第 208、第 209 位的甘氨酸（Gly）、脯氨酸（Pro）、天冬酰胺（Asn）具有最低分值−2.344，亲水性最强。整个氨基酸序列中亲水性氨基酸多于疏水性氨基酸，

预测该蛋白整体上是亲水的。

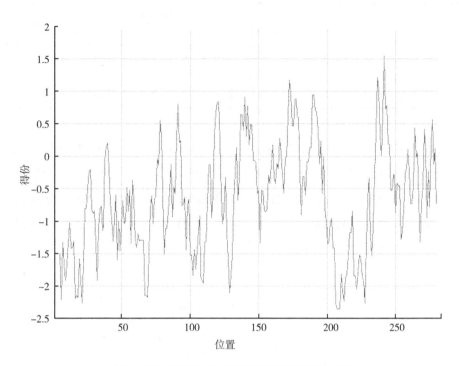

图 4-47　CiMYB68 氨基酸序列亲/疏水性分析

（3）蛋白质二级结构分析结果。利用 HNN 在线分析软件分析预测 CiMYB68 蛋白的二级结构，如图 4-48 所示，蛋白质的二级结构主要包括无规则卷曲、α-螺旋与 β-折叠，并且这三种结构均匀分布在蛋白质中，分布比例详见表 4-6。

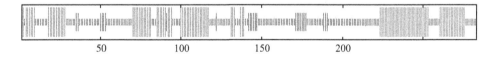

图 4-48　CiMYB68 蛋白二级结构预测

注：图中最长竖线表示 α-螺旋，中长竖线表示 β-折叠，最短竖线表示无规则卷曲。

表 4-6 CiMYB68 蛋白二级结构

二级结构类型	CiMYB68	
	氨基酸残基数（个）	比例（%）
α 螺旋	110	38.73
β 折叠	24	8.45
无规则卷曲	150	52.82

（4）CiMYB68 系统进化树的构建与分析。从 Gene Bank 检索出其他植物中报道过的 *MYB* 基因氨基酸序列，利用 Mega 5.0 分子进化遗传分析软件与 *CiMYB68* 基因推导的氨基酸序列进行分析比较，构建系统进化树（图 4-49）。分析显示，CiMYB68 与同属豆科的大豆（*Glycine max*）的 MYB68 亲缘关系最近，一致性达到 67%，在进化树中聚类在同一分支上。

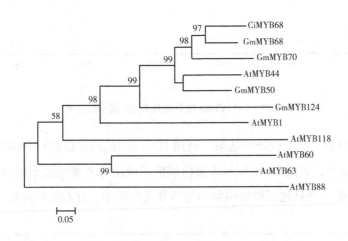

图 4-49 *CiMYB68* 及其他 MYB 蛋白的系统进化分析

三、*CiMYB68* 基因表达量分析

1. 干旱处理后 *CiMYB68* 基因的表达量变化

取一个月苗龄的中间锦鸡儿进行干旱处理，在不同时间点取样进行实时荧光

定量 PCR 分析 *CiMYB68* 的表达量，结果如图 4-50 所示。干旱处理 1h 时，*CiMYB68* 的转录水平明显上升，是未处理时的 5 倍；到 24h 仍保持高水平表达。

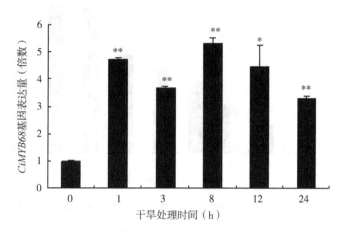

图 4-50　qRT-PCR 检测干旱胁迫下 *CiMYB68* 基因的表达

注：* 表示 *P*<0.05；** 表示 *P*<0.01。

2. 低温处理后 *CiMYB68* 基因的表达量变化

取一个月苗龄的中间锦鸡儿放置于 4℃ 培养箱进行低温处理，在不同时间点取样进行实时荧光定量 PCR 检测，分析 *CiMYB68* 的表达量。结果表明 *CiMYB68* 的表达量随着处理时间增加而升高，并且在 24h 达到最高表达水平（图 4-51）。

此外，用 200mmol/L NaCl 溶液、100μmol/L JA（Jasmonic Acid）溶液、1mmol/L SA（Salicylic Acid）溶液、200μmol/L ABA（Abscisic Acid）溶液、10μmol/L GA$_3$（Gibberellin）溶液和高温（42℃）处理了中间锦鸡儿 1 月龄幼苗，但 *CiMYB68* 的表达量没有明显变化。

四、*CiMYB68* 启动子克隆及分析

1. *CiMYB68* 启动子克隆

用 Genome Walking Kit 对中间锦鸡儿 *CiMYB68* 基因的启动子进行了克隆。共进行了两次染色体步移，第一次染色体步移获得的目的片段大约为 700bp（图 4-52）。

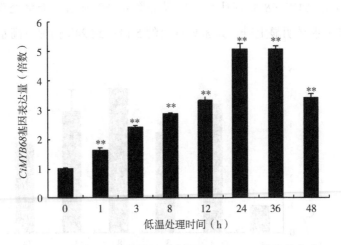

图 4-51　qRT-PCR 检测低温胁迫下 *CiMYB68* 基因的表达

注：＊表示 $P<0.05$；＊＊表示 $P<0.01$。

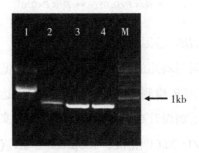

M.1kb DNA 分子量标准；泳道 1. 第一次巢式 PCR

反应产物；泳道 2. 第二次巢式 PCR 反应产物；

泳道 3、4. 第三次巢式 PCR 反应产物。

图 4-52　第一次染色体步移结果电泳图

第二次染色体步移获得的目的片段约为 900bp（图 4-53）。将第一次和第二次染色体步移片段拼接在一起，测序得到启动子片段大小为 1 458bp。

2. 启动子序列分析

利用启动子分析软件 Plantcare 分析 *CiMYB68* 的 ATG 上游 1 458bp的启动子区

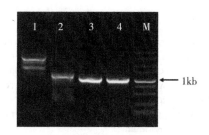

M. 1kb DNA 分子量标准；泳道 1. 第一次巢式 PCR
反应产物；泳道 2. 第二次巢式 PCR 反应产物；泳道 3、
4. 第三次巢式 PCR 反应产物。

图 4-53　第二次染色体步移结果电泳图

域，发现该序列具有启动子基本转录元件：如 TATA-box 和 CAAT-box；还发现
该序列包含多个响应生物和非生物胁迫的顺式作用元件（主要元件位置如图 4-
54 所示）。如参与防御和胁迫应答的顺式作用元件 TC-rich repeats；参与 ABA 应
答的顺式作用元件 ABRE；参与高温胁迫应答的顺式作用元件 HSE；参与低温胁
迫应答的顺式作用元件 LTR 等。

五、*CiMYB68* 基因过表达株系筛选

1. 过表达载体 *p35S*：：*CiMYB68* 构建

将重组质粒 pEASY-Blunt-*CiMYB68* 用 *Xho* I 和 *Sac* I 双酶切，过表达载体
pCanG-*HA* 用 *Xho* I 和 *Sac* I 双酶切，将酶切产物连接后获得重组质粒 *p35S*：：
CiMYB68，转化大肠杆菌 DH5α 感受态，经酶切证实目的片段的条带大小正确，
见图 4-55 说明过表达重组质粒 *p35S*：：*CiMYB68* 构建成功。

2. 筛选转基因植株

用浸花法将重组质粒 *p35S*：：*CiMYB68* 转入野生型拟南芥，成熟后得到 T1
代种子，将 T1 代种子种在含卡那霉素（25μg/mL）的培养基上筛选，将绿苗移
植到蛭石中继续培养，如图 4-56A，成熟后单株收取 T2 代种子。将 T2 代种子通
过卡那霉素（25μg/mL）培养基继续筛选，选择绿苗与黄苗比例为 3：1 的株系，

```
   1 TCGAGTTTGG TGTTGGGCAC CCATTTTAAA ACCAAAACAT TAATTATTCT
  61 GTTGCGTGAT TGAAAACTAA TTCCATTTTG TTTTGTGCTC ATTTTGATTG
 121 ATGAATAGTC GCAGTCAAAG AAAAGATATT TATCGGTACA CTGATTATTG
 181 GTGGCATATT TCCTGAGTCG TGAGAGGATC ATTTGGTCTA CTCAAGGTAA
 241 TGAGAAAATA TTCACCATTC ACCAATCTGG CAGTATCTAT TATAATTATT
 301 TTTAATTGAT AATTTTCTTT ATGTTATGCT TTTTTTTTTT TTAAAATTAA
         TC-rich repeat
 361 TCACACCAGA CTGCAATTCT TGTAACCGAA AAAAGTACAA GACCTTCATA
                         MBSI(虚线)  LTR（直线）
 421 AAAAAAAAAA TACAAGACCCCAATTCTGAA AAAAGAATT GCAAGGGGAT
 481 GTAATTTAGG GTTGGGCAAA AGGCCAAAGT GGTTAGTTTG TGAAATTGAG
                                                    ABRE
 541 TTGGGGACTC AACCGCAGTT AAAATGATAT TTGTACACAT ATTACACAAA
         MBS
 601 ATACGACACA CCGTATATCT GTACGTGTAC GGATTATATG TCAGTACATG
 661 TACGGATAAC TTTTTTTTTA AAAAAATTAT TATTTTTTTT AGATTTTTTT
 721 TAGCTGTTTA AAAAAATATT TGTCATTAAC CAGATAATGA ACTGTATTAA
 781 CCAGATAAAT GAACTTCGTT AACCAGATAA ATAATAAACT TAAGGGTTGG
 841 TATTCACTAG ATAATATGAA CAATTAATCA GATAAATGAA CTTCGTTAAC
 901 CAGATAATGT GAACCATTTA TTTATCTGGT TATCAAAGTT CACTTATCTG
 961 ATTAATGGTT CATATTATCT GGTGAATGCC AACCTTGAAG TTCATTATTT
                                ABRE
11021 ATCTGGTTAA CGAAGTTCAT TTATCTGATT AAATGCAGCT CATTATCTGG
11081 TTAACGACAA ATATTTTTTT AAACAGTTAA AGAAATCTTA AAAATTTTTT
         ABRE                         MBS                  HSE
11141 TTTTTAAAAA ATGCTGTGTC CATTCTGTAT GGACCGTATG TCTATACTGT
11201 ACGGATTTTA TATCCCATTT TTTGTCCAAT TAGCCGCCCG ACTGATAGTA
11261 TAATGGGAGC GCCTAGAGCGTGAAGCCAACATACGTGTAACGCTGAGCGA
11321 CTCTCATTTG ACAGGTGTCG TTTGACAGCT GTATACACTA GTAACTGCCT
                                                        MBS
11381 TGCCAGGAAA AATCCTCCGCTCCCAAACCA ACCCAACCGCTGTGACCGGT
11441 TATTTCCACC GGCTCAACAA GTCATCCTTA TCGTTTTCTC ACTCTCGTAT
                                           TC-rich repeat
11501 ATATATATTT CCTTCCCTCT CCCAATTTCA TCTCAGTCTC AAAGCAGAGG
11561 CTAGGCCCCT CAGCCTCCTC AACAAACACC ATAACCCCCT CCATCACAAA
11621 ACTCTACCAT TACAAATATT TTATCTTTTA TATTTAGAAA AGGAGGAGCT
11681 TAGTTTCACA GGGTTTATTA CCTTTTTTTT GTTTTTTTTT ACCTGAACAA
11741 TAAATCCATG GATTCGGCAA AGAAAGAC
```

图 4-54　*CiMYB68* 启动子预测分析

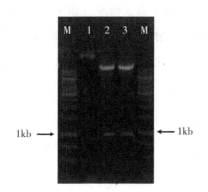

1kb ⟶　　　　⟵ 1kb

M. 1kb DNA 分子量标准；泳道 1. 重组质粒；

泳道 2、3. 重组质粒双酶切（*Xho* I/ *Sac* I）。

图 4-55　重组质粒 *p35S*：：*CiMYB68* 酶切鉴定

如图 4-56B。将绿苗移植到蛭石中培养，成熟后得到 T3 代种子。将 T3 代种子继续通过卡那霉素（25μg/mL）培养基筛选，全为绿苗的株系即是单拷贝纯合体株系，如图 4-56C。共获得 3 个转基因纯合体株系。

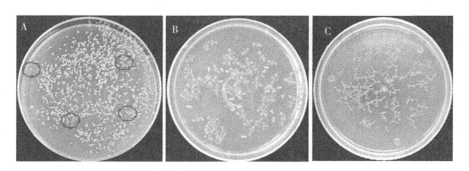

A. T1 代转基因植株筛选；B. T2 代转基因植株筛选；C. T3 代转基因植株筛选。

图 4-56　抗性培养基筛选转基因植株

3. 转基因纯合体植株转录水平检测

对已获得的 3 个转基因纯合体株系利用实时荧光定量 PCR 检测 *CiMYB68* 基因的表达水平。内参基因为拟南芥 *EF1α*，设计特异性引物，以相对实时定量方法测定转基因植株中 *CiMYB68* 的表达情况（将 OE-74 转基因株系的表达量设为 1，其他两个株系的表达量以 OE-74 为标准）。检测结果如图 4-57 所示，其中 OE-134 株系的表达量最高，OE-48 转基因株系的表达量次之。

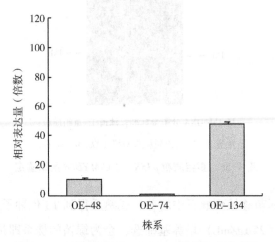

图 4-57 过表达株系 *CiMYB68* 基因的表达水平

六、CiMYB68 蛋白的亚细胞定位

1. *p35S*：：*CiMYB68-GFP* 的构建

将 PCR 扩增得到的 *CiMYB68* 基因全长与 pEASY-Blunt 载体连接，转化大肠杆菌 DH5α 感受态，将经过鉴定的阳性克隆进行测序，测序正确的阳性克隆 *CiMYB68* 基因片段利用限制性内切酶 *Bgl* II 和 *Spe* I 从 pEASY-Blunt-*CiMYB68* 重组载体上切下，并通过 T4 连接酶将 *CiYB68* 基因片段连接到 pCambia 1302 上，重组质粒命名为 *p35S*：：*CiMYB68-GFP*。利用酶切（图 4-58）鉴定重组质粒。结果表明载体构建成功。

2. 利用原生质体瞬时表达研究 CiMYB68 蛋白的亚细胞定位

提取纯化拟南芥原生质体，将已鉴定的 *p35S*：：*CiMYB68-GFP* 重组质粒和 pCambia 1302 载体转化拟南芥原生质体，用荧光显微镜进行观察发现：荧光信号

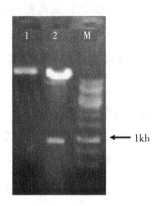

M. 1kb DNA 分子量标准；泳道 1. 重组质粒；

泳道 2. 重组质粒被 *Bgl* Ⅱ 和 *Spe* Ⅰ 双酶切。

图 4-58　重组质粒 *p35S*：：*CiMYB68-GFP* 酶切鉴定

出现在细胞核中。说明 CiMYB68 定位在细胞核中（图 4-59）。

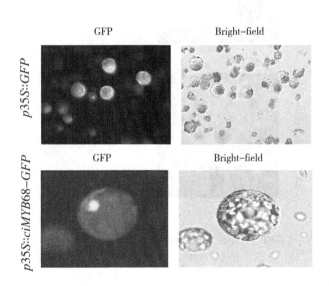

图 4-59　*p35S*：：*GFP* 和 *p35S*：：*CiMYB68-GFP* 的瞬时表达（见书后彩图）

3. 稳定表达 *p35S*：：*CiMYB68-GFP* 转基因拟南芥的获得

由于原生质体分离的效果不十分理想，决定将 *p35S*：：*CiMYB68-GFP* 转化野生型拟南芥获得稳定的转基因株系。经含有潮霉素（15mg/L）的培养基筛选，获得了 T2 代转基因株系。

4. 激光扫描共聚焦显微镜观察荧光信号

将在 1/2MS 固体培养基上生长 2 周左右的 T2 代转基因植株幼苗切取约 1 cm 的根部组织，置于载玻片上，盖上盖玻片后封口，用激光扫描共聚焦显微镜观察植株根中的荧光信号，以转化 pCambia 1302 的 T2 代转基因株系作为对照（图 4-60）。

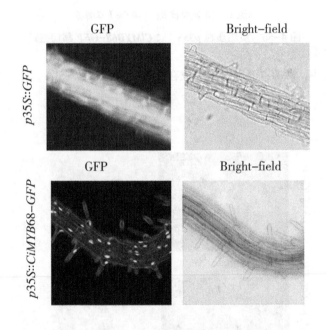

图 4-60　转 *p35S*：：*GFP* 和 *p35S*：：*CiMYB68-GFP* 拟南芥根中荧光信号（见书后彩图）

结果表明 CiMYB68 与 GFP 融合蛋白主要定位在细胞核中，与瞬时转化原生质体的观测结果一致，也与 CiMYB68 作为转录因子的功能一致。

第七节 *CiMYB74* 基因克隆和功能研究

一、*CiMYB74* 基因克隆和分析

从中间锦鸡儿干旱转录组数据库中找到并克隆 *CiMYB74* 基因。根据该基因序列设计特异性引物，以中间锦鸡儿 cDNA 及 gDNA 为模板分别进行 PCR 扩增，电泳检测到约 1 000bp 和 2 000bp 的条带（图 4-61A 和 B）。

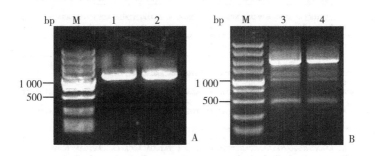

M. DL5000 分子量标准；

泳道 1、2. cDNA 扩增结果；泳道 3、4. gDNA 扩增结果。

图 4-61　*CiMYB74* 基因 cDNA 及 gDNA 扩增电泳图

序列分析表明该基因 gDNA 全长为 1 976bp，包含 3 个外显子区（1~140bp，250~367bp，1 266~1 976bp）和 2 个内含子区。ORF 长度为 978bp，编码 326 个氨基酸，起始密码子 ATG，终止密码子 TAA（图 4-62）。

二、*CiMYB74* 基因编码蛋白的多序列比对分析

将 *CiMYB74* 基因推导的氨基酸序列输入 NCBI Blast，搜索与其相似度高的 MYB 蛋白序列并进行比对分析（图 4-63）。

比对结果表明，CiMYB74 与鹰嘴豆（*Cicer arietinum*）CaMYB308-like（XP_

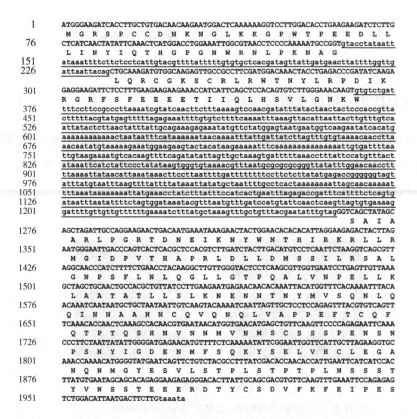

图 4-62 *CiMYB74* 的 cDNA、gDNA 及推导的氨基酸序列

注：下划线标注部分表示内含子区域。

004487343.1）、大豆（*Glycine max*）GmMYB330-like（XP_003540334.1）、绿豆
VrMYB39-like（XP_014491740.1）的相似度很高，分别为 78%、75%、78%。
对 CiMYB74 进行保守结构域分析，结果显示 CiMYB74 是典型的 R2R3 类 MYB 转
录因子，其中第 15 位到第 62 位氨基酸为 R2 结构域，第 68 位到第 113 位氨基酸
为 R3 结构域。拟南芥 R2R3-MYB 转录因子被分为许多亚组，其中 AtMYB41、
AtMYB74 及 AtMYB102 属于第 11 亚组，该亚组成员在 R3 结构域后通常包含
PRLLLD 基序。CiMYB74 也含有 PRLLLD 序列，与 AtMYB74 亲缘关系最近，相
似度达到 54%。同时，与第 11 亚组其他成员相比，CiMYB74 与拟南芥 R2R3-

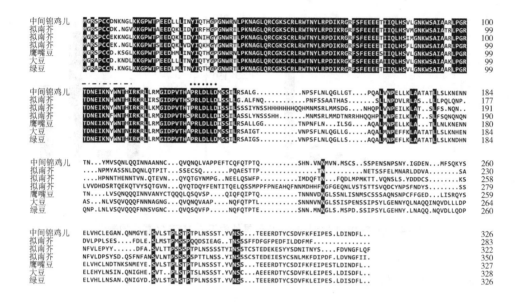

图 4-63　CiMYB74 和其他 MYB 蛋白序列比较

注：黑色实线和虚线分别代表 MYB R2 和 R3 结构域；黑色句点标注 PRLLLD 保守序列。

MYB 的其他亚组成员距离相对较远。

三、非生物胁迫下 *CiMYB74* 的表达水平

为探索 *CiMYB74* 基因潜在的功能，利用 qRT-PCR 技术检测了 NaCl 和干旱胁迫下 *CiMYB74* 基因转录水平的变化（图 4-64）。

结果表明，*CiMYB74* 基因转录水平的表达受到 NaCl 和干旱胁迫的诱导。NaCl 诱导 24h 时，*CiMYB74* 基因的表达量是未处理时的 36 倍多（图 4-65A）；*CiMYB74* 在干旱胁迫处理第 11 天时表达量达到最高值，约为处理前的 230 倍（图 4-65B）。说明中间锦鸡儿 *CiMYB74* 基因可能参与植物对 NaCl 和干旱胁迫的响应。

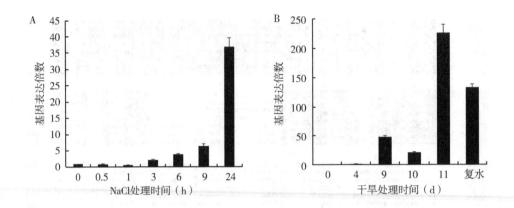

图 4-64　qRT-PCR 检测 NaCl 和干旱处理下 *CiMYB74* 基因的表达量

四、*CiMYB74* 基因启动子克隆与序列分析

1. *CiMYB74* 基因启动子克隆

根据 *CiMYB74* 基因 gDNA 序列设计特异性引物，利用试剂盒提供的简并引物 AP1、AP2、AP3 和 AP4，分别与特异性引物配对进行 3 轮巢式 PCR。测序结果表明简并引物 AP3 与特异性引物成功扩增到起始密码子 ATG 上游 516bp 的序列（图 4-65）。

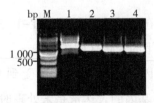

泳道 1. 第一轮延伸的产物；泳道 2. 第二轮延伸的产物；

泳道 3、4. 第三轮延伸的产物；M. DL5000 分子量标准。

图 4-65　*CiMYB74* 基因启动子扩增电泳图

2. *CiMYB74* 基因启动子序列分析

将 *CiMYB74* 基因序列输入启动子分析网站 Plant CARE，寻找可能存在的顺式作用元件。分析发现，*CiMYB74* 基因启动子序列中具有启动子转录基本核心元件 CAAT-box 和 TATA-box（表 4-7）。*CiMYB74* 启动子中含有多个光应答元件，如 G-box（CACGTC）、Gap-box（AAATGGAGA）、MNF1（GTGCCCA/T）等。此外，*CiMYB74* 启动子还包含生长素响应元件 AuxRR-core（GGTCCAT）和 TGA-element（AACGAC）、茉莉酸响应基序 CGTCA-motif 和 TGACG-motif、ABA 及病毒应答元件 CE3（GACGCGTGTC）、厌氧诱导响应元件 ARE（TGGTTT）以及响应昼夜节律振荡元件 Circadian（CAANNNNATC）等。启动子顺式作用元件预测结果初步表明，*CiMYB74* 基因可能参与非生物胁迫应答及调控植物的某些生长发育过程。

表 4-7　*CiMYB74* 启动子分析

顺式作用元件名称	顺式作用元件功能	序列	来源物种
TATA-box	核心元件	TATA	*Arabidopsis thaliana*
CAAT-box	核心元件	CAAAT	*Arabidopsis thaliana*
ARE	厌氧诱导	TGGTTT	*Zea mays*
CCAAT-box	MYBHv1 结合位点	CAACGG	*Hordeum vulgare*
AuxRR-core	生长素响应答元件	GGTCCAT	*Nicotiana tabacum*
TGA-element	生长素响应元件	AACGAC	*Brassica oleracea*
CE3	ABA 及病毒应答元件	GACGCGTGTC	*Oryza sativa*
CGTCA-motif	茉莉酸应答元件	CGTCA	*Hordeum vulgare*
TGACG-motif	茉莉酸应答元件	TGACG	*Hordeum vulgare*
G-box	损伤诱导/光应答元件	CACATGG	*Zea mays*
GAP-box	光应答元件	AAATGGAGA	*Arabidopsis thaliana*
SP1	光应答元件	CC（G/A）CCC	*Zea mays*
MNF1	光应答元件	GTGCCC	*Zea mays*
chs-CMA2a	光应答元件	TCACTTGA	*Petroselinum crispum*
Circadian	昼夜节律	CAANNNNATC	*Lycopersicon esculentum*

五、*CiMYB74* 转基因拟南芥的获得与鉴定

为进一步探索中间锦鸡儿 *CiMYB74* 基因的功能，利用 In-Fusion 酶将该基因连入表达载体 pCanG，构建了 *CiMYB74* 基因的过表达载体。使用 *Sal* I 和 *Sac* I 酶

对过表达载体进行双酶切，*Pst* Ⅰ单酶切验证重组质粒（图4-66A）。*Spe* Ⅰ和 *Sal* Ⅰ位于重组质粒目的基因的两侧，重组载体 pCanG-*CiMYB74* 双酶切验证后电泳检测到1 000bp左右的条带（图4-66A）；pCanG 载体上有3个 *Pst*I 酶切位点，重组载体经 *Pst*I 单酶切后，得到3个酶切片段（图4-66A）。以上结果说明 pCanG-*CiMYB74* 过表达载体构建成功。

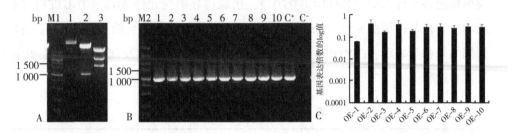

A 为过表达载体的酶切验证：1. 对照质粒；2.*Sal* Ⅰ和 *Sac* Ⅰ酶切鉴定；3.*Pst* Ⅰ酶切鉴定。B 为过表达株系的 RT-PCR 鉴定：C⁺. 中间锦鸡儿 cDNA 做阳性对照；C⁻. 野生型拟南芥 cDNA 做阴性对照；其他数字表示过表达株系。C 为过表达株系的 qRT-PCR 鉴定（*AtEF1α* 作为内参基因。结果计算采用 $2^{-\Delta CT}$ 法。纵轴用对数轴表示）。M1. 1kb 分子量标准；M2. DL5000 分子量标准。

图4-66　pCanG-*CiMYB74* 重组质粒构建及过表达植物鉴定

采用浸花法将 pCanG-*CiMYB74* 过表达重组载体转入野生型拟南芥，最终筛选获得10株分离比符合3:1的纯合体株系。以中间锦鸡儿、野生型和转基因拟南芥 cDNA 为模板，利用 RT-PCR 检测了转基因植物中 *CiMYB74* 的表达情况。结果显示，在10个转 *CiMYB74* 基因的纯合体株系和阳性对照（C⁺）中均扩增出目的基因，而阴性对照（C⁻）中并未有目的条带出现（图4-66B）。过表达植物生长过程中呈现的形态与野生型没有明显区别，根据荧光定量 PCR 检测结果，选取表达量最高、最低以及居中的3个过表达株系用于后续实验，即 OE-1、OE-2 和 OE-6（图4-66C）。

六、*CiMYB74* 负调控种子萌发时对盐胁迫的响应

胁迫表达分析结果表明，*CiMYB74* 基因的表达受到 NaCl 诱导。为进一步了

解在拟南芥中过表达 *CiMYB74* 是否能改变拟南芥对 NaCl 的敏感性，分别检测了含 100mmol/L、150mmol/L 和 200mmol/L NaCl 培养基中野生型和转基因株系种子的萌发情况（图 4-67）。

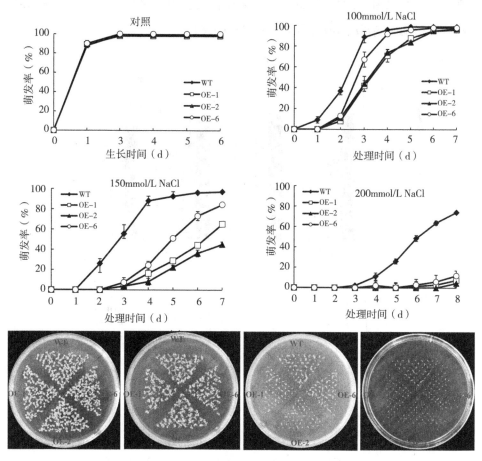

图 4-67　盐胁迫下野生型和转基因株系的种子萌发情况（见书后彩图）

结果显示，过表达株系的萌发表现出对 NaCl 更不耐受的表型。其中，在含 200mmol/L NaCl 的培养基上，转基因株系的萌发被强烈地抑制。这些结果说明，*CiMYB74* 负调控种子萌发时期对于盐胁迫的应答过程。

七、转 *CiMYB74* 基因拟南芥盐胁迫通路基因表达发生变化

由于 *CiMYB74* 基因负调控拟南芥种子萌发时期对盐胁迫的应答，为了探究出现该现象的原因，检测了 NaCl 信号途径相关基因，包括离子通道基因 *HKT*，盐超敏感型基因 *SOS1*、*SOS2* 和 *SOS3*（图 4-68）。

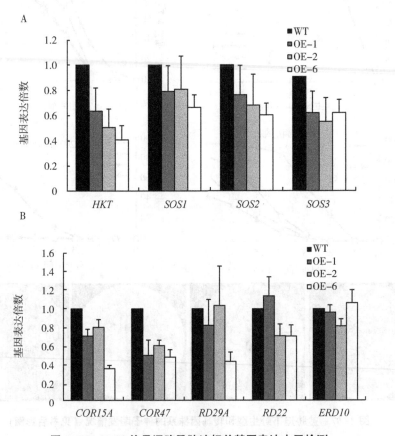

图 4-68　NaCl 信号通路及胁迫相关基因表达水平检测

注：内参基因选择 *AtEF1α*，实验结果用 $2^{-\triangle\triangle CT}$ 算法计算。

已有研究表明盐超敏感型基因的突变会使拟南芥对盐的耐受性降低。与野生型相比，*CiMYB74* 过表达株系中 *SOS1*、*SOS2*、*SOS3* 以及 *HKT* 基因的表达出现

轻微下调，这与过表达株系不耐盐的表型相一致（图 4-68A）。其他胁迫相关基因 COR15A、COR47、RD29A、RD22 以及 ERD10 的表达也都有微弱降低（图 4-68B）。

第八节　*CiMYB102* 基因克隆和功能研究

一、*CiMYB102* 基因的 cDNA 与 gDNA 克隆

从干旱转录组数据库中筛选到 *CiMYB102* 基因，利用 NCBI Blast 将该基因序列与其他植物 *MYB* 基因序列进行比对，发现其 3′-端有缺失。转录组数据库中 *CiMYB102* 的 EST 片段长度为 624bp，利用 RACE 技术对 *CiMYB102* 的 3′-端未知序列进行扩增，得到条带单一清晰的扩增产物，测序后得知序列长度为 1 115bp（图 4-69）。用 VECTOR NTI 将 *CiMYB102* 的 EST 片段和 3′-RACE 测序结果进行拼接，得到 1 572bp 的序列，分析显示此拼接序列具有完整开放阅读框，3′-UTR 为 187bp。

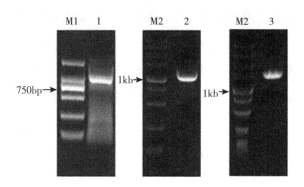

泳道 1. *CiMYB102* 3′-RACE；泳道 2. *CiMYB102* cDNA；

泳道 3. *CiMYB102* gDNA；M1. DL2000 分子量标准；M2. DL5000 分子量标准。

图 4-69　*CiMYB102* 基因 3′-RACE、cDNA 和 gDNA 电泳图

为进一步验证序列的正确性，以中间锦鸡儿 cDNA 和基因组 DNA 为模板，利用特异性引物（附表）对 *CiMYB102* 基因的 cDNA 和 gDNA 进行 PCR 扩增，电泳结果见图 4-69。

二、*CiMYB102* 基因序列分析

测序结果显示 *CiMYB102* 的开放阅读框长度为 1 107bp，编码的氨基酸数目为 369 个（图 4-70）。起始密码子为 ATG，终止密码子为 TAA。*CiMYB102* 基因 gDNA 序列长度为 1 396bp，包含 2 个内含子和 3 个外显子，内含子的 5′-端为 GT，3′-端为 AG，符合真核生物内含子的剪切规律。

通过在线工具 SMART 对蛋白结构进行分析，结果显示 *CiMYB102* 基因所编码蛋白的 N 端包含有 R2R3 重复序列，该基因包含两个 MYB 结构域（第 14~64 个氨基酸和第 67~115 个氨基酸），这与植物 MYB 蛋白的 DNA 结合结构域是一致的，因此认为 *CiMYB102* 属于 R2R3-MYB 蛋白（图 4-71）。R2 结构域含有 3 个保守的色氨酸残基，每间隔 19 个氨基酸具有 1 个保守的疏水性色氨酸，*CiMYB102* 的 3 个色氨酸分别位于第 18 个氨基酸、第 38 个氨基酸与第 58 个氨基酸；*CiMYB102* 的 R3 结构域中第一个色氨酸（W）被苯丙氨酸（F）所取代，每间隔 18 个氨基酸后出现一个疏水氨基酸（F，第 71 个氨基酸；W，第 90 个氨基酸，第 109 个氨基酸）。每个重复形成三个 α 螺旋，第二个与第三个 α 螺旋形成螺旋-转角-螺旋（HTH）结构，其中色氨酸起着疏水核心的作用维持 HTH 构型。

三、*CiMYB102* 的系统进化分析

根据从 R2R3-MYB 蛋白的 MYB 结构域开始到其羧基端所呈现的保守氨基酸基序的不同，将拟南芥的 125 个 R2R3-MYB 蛋白分成 25 个亚组。运用 Mega 6.0 将 CiMYB102 与拟南芥中所有 R2R3-MYB 及相似性较高的其他植物的 R2R3-MYB 转录因子进行比对分析，之后采用邻接法构建系统进化树（图 4-28）。

```
1      ATGGGGAGAACACCTTGTTGTGACAAAGATAATGGCCTTAAGAAAGGGCCGTGGACAACCGAGGAGGACCAGAAA
       M  G  R  T  P  C  C  D  K  D  N  G  L  K  K  G  P  W  T  T  E  E  D  Q  K
76     CTCACGGATTACATTCAGAAACATGGATATGGCAACTGGAGGACACTCCCAAAGAATGCCGgtaaatatatatgt
       L  T  D  Y  I  Q  K  H  G  Y  G  N  W  R  T  L  P  K  N  A
151    ctcctatttccacgcaccaacaccaaaactaacgaaaattaaatgcaaaaaaaaaaaaaaattgtttcttttgttt
226    gacctgtataattagttttttttttttttttggttattttttcattgtgtagGGTTGCAAAGTGTGGAAAGAGTT
                                                             G  L  Q  R  C  G  K  S
301    GCCGTCTTCGGTGGACAAACTATCTCCGACCAGATATAAAGCGAGGACGGTTTTCATTTGAAGAAGAGGAGACAA
       C  R  L  R  W  T  N  Y  L  R  P  D  I  K  R  G  R  F  S  F  E  E  E  E  T
376    TAATTCAACTACATAGCATTCTTGGCAACAAgtgagcctcttttttttttttggctctatagtttcagtcaatt
       I  I  Q  L  H  S  I  L  G  N  K
451    aattactatttaaatatatgagagtgagacacaagtttgagttaataaattattattgaattatgctaatgga
526    agttgctacttgttatttgattgtgtatagGTGGTCTGCGATTGCATCTCGCTTACCAGGAAGGACTGACAATGA
                                     W  S  A  I  A  S  R  L  P  G  R  T  D  N  E
601    AATCAAGAACTATTGGAACACACACATTAGAAAAAGGCTTATGAAGATGGGAATTGATCCTGTGACACACAGTCC
       I  K  N  Y  W  N  T  H  I  R  K  R  L  M  K  M  G  I  D  P  V  T  H  S  P
676    TAGACTTGATCTATTGGACCTCTCTTCTATTCTATGTTCATCTCTATGGTAATTCATCACAAATGAACATCCA
       R  L  D  L  L  D  L  S  S  I  L  C  S  S  L  Y  G  N  S  Q  M  N  I  Q
751    AAATCTCCTTGTTGGCATGCAGCAGCCTTTGGTGAATCCAGAGATTCTAAAGTTGGCTTCATCACTTTTCTCTTC
       N  L  L  V  G  M  Q  Q  P  L  V  N  P  E  I  L  K  L  A  S  S  L  F  S  S
826    ACACCAACGCCAAGATAATAACCTCAACTTATGTGCTCAAAATAGTCAACAAACCAGCCTTGCAATCCTCAAAT
       H  Q  R  Q  D  N  N  L  N  L  C  A  Q  N  S  Q  Q  N  Q  P  C  N  P  Q  I
901    ACACAATCAAGTTCCAAGTTTTGTCCAATTTCAAGACACAGTTCAACAAGTGCAAGACGCAGCTACTACAGCATT
       H  N  Q  V  P  S  F  V  Q  F  Q  D  T  V  Q  Q  V  Q  D  A  A  T  T  A  L
976    GAACACTACTTGTGTTTCTTCATTGCCTGCTACTCAATCACATTTTGGTGAACCTAATGTGGACTCATATCCATC
       N  T  T  C  V  S  S  L  P  A  T  Q  S  H  F  G  E  P  N  V  D  S  Y  P  S
1051   AAGTTTCAATGATCTTAGTTACCAACAACATTCTCAGCTAAGTGATTGGCATGAAAATGGGTTTGCTTTAAGCAC
       S  F  N  D  L  S  Y  Q  Q  H  S  Q  L  S  D  W  H  E  N  G  F  A  L  S  T
1126   CCTAAGTACGGATGACTATGTCCCTCAATTATCATCTGCGGGCTACAATTATTATGGTTCTGATGATCAAAATCT
       L  S  T  D  Y  V  P  Q  L  S  S  A  G  Y  N  Y  Y  G  S  D  D  Q  N  L
1201   TATGTACCAAACTTCAAGCTTCCATTGCAATAACGGGAACCAGTTTCTGTCGACACCATCTTCTAGTCCAACACC
       M  Y  Q  T  S  S  F  H  C  N  N  G  N  Q  F  L  S  T  P  S  S  S  P  T  P
1276   GTTGAATTCGAACTCCACGTATATCAATGGGAGCAACACAGAAGATGAACGAGAAAGCTATGATAGTAGTAACAG
       L  N  S  N  S  T  Y  I  N  G  S  N  T  E  D  E  R  E  S  Y  D  S  S  N  R
1351   GTTGAATTTTGAAATCCCGCATATTTTAGATGCGAATGAGTTCATGTAAatgtgattgggatttagatttattgk
       L  N  F  E  I  P  H  I  L  D  A  N  E  F  M
1401   ymacagttaaatcaaccaaacagttgattgtttcccccatcactggtgctgctgggatgtcaatgaatgtatggatc
1451   cttcccttggtgttgatataaatttgtaacatttcctatattaattttttattgttgattgatagtttaaatttctt
1501   aaaaaaaaaaa
```

图 4-70　*CiMYB102* 的 cDNA、gDNA 序列及推导的氨基酸序列

注：小写字母表示非编码区；下划线并小写的字母为内含子区域；

大写字母为编码区；加粗为终止密码子 TAA。

　　结果显示 CiMYB102 属于第 11 亚组。拟南芥 R2R3-MYB 家族的第 11 亚组成员参与调控生物及非生物胁迫反应。CiMYB102 与大豆 GmODORANT1-like、GmODORANT1 亲缘关系较近，一致性达到 70% 以上。CiMYB102 与葡萄 VvODORANT1 和菜豆 PHAVU006G192900g 的亲缘关系相对较远，与十字花科拟

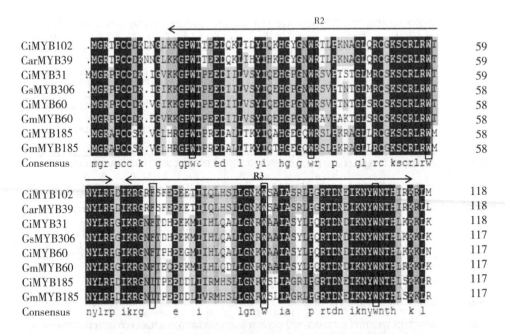

CarMYB39. 鹰嘴豆 XP_004485696.1；GsMYB306. 野生大豆 KHN32523.1；

GmMYB60. 大豆 NP_001240154.1；GmMYB185. 大豆 NP_001235820.1。

图 4-71　CiMYB102 与其他 MYB 蛋白的多序列比对

南芥 AtMYB102 的亲缘关系最近。

四、*CiMYB102* 基因在不同胁迫下的表达分析

为了研究 *CiMYB102* 基因是否受到各种非生物胁迫诱导，利用实时荧光定量 PCR 检测了该基因在脱水、ABA、NaCl、冷和干旱处理下的表达情况，结果如图 4-72 所示。

CiMYB102 的表达量在脱水、NaCl、ABA 和干旱处理下均有不同程度的变化。脱水处理下，*CiMYB102* 的表达量在 6h 之前逐渐升高，第 6 小时时达到最高，为对照的 44.52 倍，之后表达量开始逐渐回落，在 48h 时降到最低（15倍）。NaCl 处理下，*CiMYB102* 的表达量升高，3h 时达到对照的 23.26 倍，之后

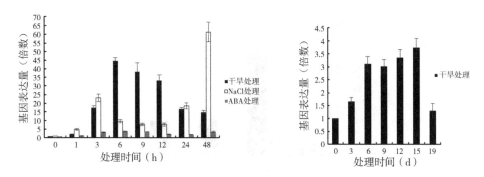

图 4-72　胁迫处理下 *CiMYB102* 基因转录水平的变化

开始回落，12h 时降到 7.74 倍，之后又开始升高，48h 时上升到 61.45 倍。ABA 处理下，*CiMYB102* 的表达量逐渐升高，6h 时达到最高，为未处理时的 3.78 倍，之后开始逐渐回落，24h 时达到 1.89 倍，48h 后又升高达到 3.65 倍。干旱处理后，*CiMYB102* 的表达量逐渐升高，干旱 15d 后升到最高，达到对照的 3.73 倍，复水 4d（19d）后恢复到 1.31 倍。

五、*CiMYB102* 基因在不同组织部位的表达量

对生长 20d 的中间锦鸡儿幼苗进行取样并分别提取根、茎、叶及子叶的 RNA，以反转录后的 cDNA 作为模板进行实时荧光定量 PCR 检测，分析 *CiMYB102* 在不同组织部位的表达情况（图 4-73）。结果显示 *CiMYB102* 基因在根、茎、叶及子叶中均有表达。*CiMYB102* 在根中的表达量最低，在茎中的表达量最高。

六、过表达 *CiMYB102* 转基因拟南芥的获得

1. GFP 融合表达载体的构建与鉴定

利用限制性内切酶 *Nco* I 和 *Spe* I 鉴定 *p35s*：：*CiMYB102-GFP*（图 4-74）。

2. 转基因纯合体植株的筛选

将构建好的 *p35s*：：*CiMYB102-GFP* 重组质粒利用花序浸染法转入野生型拟

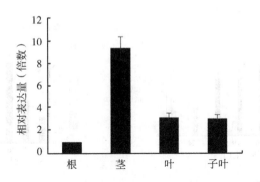

图 4-73　*CiMYB102* 基因在不同组织部位的相对表达量

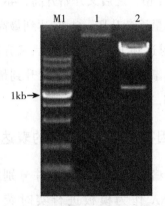

M1. DL5000 分子量标准；泳道 1. 质粒对照；

泳道 2. *Nco* I 和 *Spe* I 双酶切。

图 4-74　*CiMYB102* 融合表达载体鉴定

南芥，利用潮霉素筛选转基因株系，依据孟德尔遗传定律筛选符合绿色大苗与绿色小苗比例为 3∶1 的 T2 代株系，从 T2 代株系中筛选 T3 代株系，便可获得单拷贝纯合体株系。研究中获得 *CiMYB102* 转基因纯合体株系 4 个。

3. 转基因纯合体目的基因表达水平检测

利用实时荧光定量 PCR 对 *CiMYB102* 过表达株系中目的基因的表达量进行检测（图 4-75）。*CiMYB102* 转基因株系中 8-2 目的基因表达量最高，9-3 目的基因表达量最低。

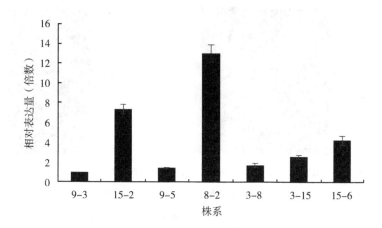

图 4-75 过表达株系中 *CiMYB102* 表达水平的检测

七、*CiMYB102* 基因启动子克隆

1. 利用染色体步移方法克隆 *CiMYB102* 基因的启动子

CiMYB102 启动子的克隆进行了 1 次延伸，通过 3 轮热不对称巢式 PCR 获取基因的侧翼序列（图 4-76）。

CiMYB102 启动子的克隆电泳结果显示仅有 AP2 引物的第三轮 PCR 产物条带明亮清晰，对该 PCR 产物进行胶回收并测序，分析表明扩增目的条带为 1 515bp（扩增到起始密码子 ATG 上游片段为 1 414bp）。以克隆得到的启动子序列设计特异性引物对序列进行验证，测序分析显示扩增条带为 1 445bp，得到起始密码子 ATG 上游 1 359bp 的序列。

2. *CiMYB102* 基因启动子响应元件分析

在 Plant CARE 网址上对扩增得到的 *CiMYB102* 基因的启动子序列进行顺式作用元件分析，结果显示 *CiMYB102* 基因的启动子序列中除了具有真核生物启动子的重要调控元件 TATA 框和 CAAT 框外，还具有与光反应、激素和胁迫相关的响应元件（表 4-8）。

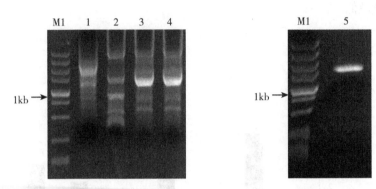

M1. DL5000 分子量标准；1. 第一次延伸第一轮 PCR 产物；

2. 第一次延伸第二轮 PCR 产物；3、4. 第一次延伸第三轮 PCR 产物；

5. 利用特异性引物克隆的 PCR 产物。

图 4-76 *CiMYB102* 基因启动子克隆电泳结果

表 4-8 *CiMYB102* 基因启动子分析

顺式作用元件名称	顺式作用元件功能	序列
3-AF1 binding site	光应答元件	AAGAGATATTT
ACE	光应答元件	GACACGTATG/ACGTGGA/AAAACGTTTA
AE-box	光应答元件	AGAAACAA
ATCT-motif	光应答元件	AATCTAATCC/AATCTGATCG
Box 4	光应答元件	ATTAAT
G-Box	光应答元件	CACGAC/CACGTC/GACATGTGGT/CACATGG
GT1-motif	光应答元件	GGTTAAT/GGTTAA
MNF1	光应答元件	GTGCCC（A/T）（A/T）
GARE-motif	赤霉素反应元件	AAACAGA
ABRE	ABA 响应中的顺式元件	TACGTG/TACGTGTC
AuxRE	部分生长素响应元件	TGTCTCAATAAG
CGTCA-motif	茉莉酸甲酯应答元件	CGTCA
TGACG-motif	茉莉酸甲酯应答元件	TGACG

（续表）

顺式作用元件名称	顺式作用元件功能	序列
CAT-box	分生组织表达相关	GCCACT
CCGTCC-box	分生组织特异性活跃相关	CCGTCC
Skn-1_motif	胚乳表达相关调控元件	GTCAT
as-2-box	地上部特异性表达与光应答元件	GATAATGATG
ARE	厌氧诱导相关的顺式作用元件	TGGTTT
HSE	热胁迫响应顺式调控元件	AGAAAATTCG/AAAAAATTTC
TC-rich repeats	防御与胁迫应答顺式元件	GTTTTCTTAC/ATTTTCTCCA/ATTCTCTAAC
MBSI	黄酮生物合成基因调控涉及的 MYB 结合位点	AAAAAAC（G/C）GTTA
Circadian	昼夜节律相关	CAANNNNATC/CAAAGATATC

CiMYB102 启动子上除具有与光反应相关的一些元件和昼夜节律元件（Circadian）外，还具有与激素相关的顺式元件，如赤霉素反应元件（GARE-motif），ABA 响应顺式元件（ABRE），生长素响应元件（AuxRE），茉莉酸甲酯应答元件（CGTCA-motif 和 TGACG-motif）。*CiMYB102* 具有一些组织特异性表达元件，如分生组织相关的（CCGTCC-box 和 NON-box）、胚乳表达有关的（Skn-1 motif）和地上部特异性表达和光应答元件（as-2-box）。*CiMYB102* 启动子上同样具有与逆境胁迫相关的元件，如类黄酮生物合成基因调控涉及的 MYB 结合位点（MBSI），热胁迫响应顺式调控元件（HSE），防御与胁迫应答顺式元件（TC-rich repeats）。

第九节　*CiMYB116* 基因克隆和功能研究

一、*CiMYB116* 基因克隆和序列分析

根据 *CiMYB116* 基因序列设计特异性引物，以中间锦鸡儿 cDNA 及 gDNA 为

模板分别进行 PCR 扩增，得到约 1 000bp 和 1 200bp 的条带（图 4-77）。

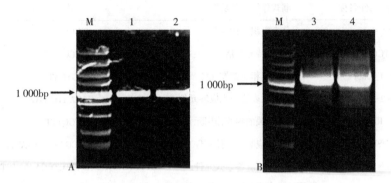

泳道 1、2. cDNA 全长扩增结果；泳道 3、4. gDNA 扩增结果；

M. DL5000 分子量标准。

图 4-77 *CiMYB116* 基因 cDNA 及 gDNA 扩增电泳图

测序结果表明该基因序列长度为 1 061bp，其中 ORF 长 900bp，编码 300 个氨基酸，起始密码子为 ATG，终止密码子为 TGA。gDNA 全长为 1 270bp，包含 3 个外显子（144bp、129bp、624bp）和两个内含子（96bp、277bp）（图 4-78）。

二、CiMYB116 蛋白的多序列比对

根据 *CiMYB116* 基因推导的氨基酸序列，在 NCBI Blast 中查找与其相似度最高的序列进行比对（图 4-79）。比对结果显示该基因与豆科其他物种的 MYB 氨基酸序列相似度非常高。与蒺藜苜蓿 MtMYB（XP_003592641.1）、菜豆 Pv_007G028700g（XP_003592641.1）、野生大豆 GsMYB21（KHN11407.1）和大豆 GmMYB340（XP_003555909.1）的相似度分别为 79%、77%、77%、77%。保守结构域分析显示 CiMYB116 是典型的 R2R3 类 MYB 转录因子，第 18 位到第 68 位氨基酸为 R2 结构域，第 71~第 119 位氨基酸为 R3 结构域。

聚类分析结果表明 CiMYB116 与拟南芥 AtMYB116 的亲缘关系最近，相似度达到 48%。AtMYB116 属于 R2R3-MYB 转录因子第 20 亚组，该亚组成员在 R3 结构域后所共有的保守序列是 WxPRL，CiMYB116 也含有这一序列。

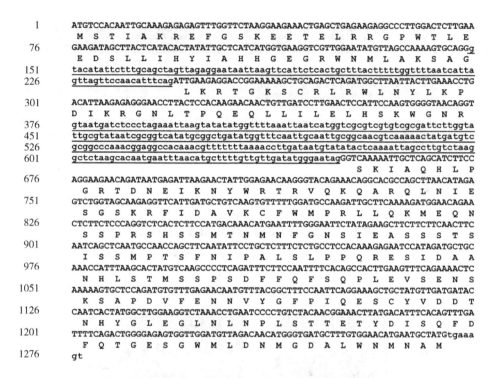

图 4-78　*CiMYB116* 的 cDNA、gDNA 及推导的氨基酸序列

注：下划线标注部分表示内含子区域。

三、*CiMYB116* 基因启动子克隆与分析

1. *CiMYB116* 基因启动子克隆

利用染色体步移试剂盒克隆 *CiMYB116* 基因上游的启动子序列，简并引物 AP1 和 AP2 分别与特异性引物配对进行扩增。经过 3 轮巢式 PCR，测序结果表明由简并引物 AP2 成功扩增到起始密码子 ATG 上游 1 040bp 的序列（图 4-80A）。设计特异性引物以中间锦鸡儿 gDNA 为模板扩增启动子进行验证（图 4-80B）。

2. *CiMYB116* 基因启动子序列分析

应用启动子在线分析网站 Plant CARE 对扩增得到的启动子序列进行分析，

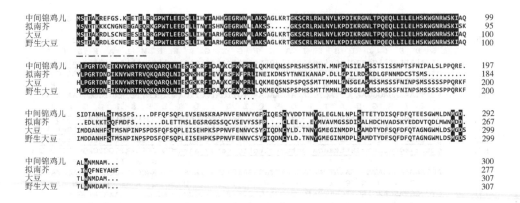

图4-79 CiMYB116 和其他 MYB 蛋白序列比较

注：黑色实线和虚线分别代表 MYB R2 和 R3 结构域；黑色句点标注 WxPRL 保守序列。

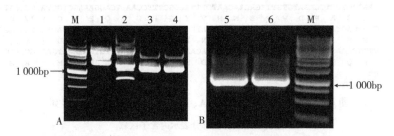

泳道 1. 第一轮延伸产物；泳道 2. 第二轮延伸产物；泳道 3、4. 第三轮延伸产物；泳道 5、6. 特异性引物验证扩增产物；M. 1kb 分子量标准。

图4-80 *CiMYB116* 基因启动子扩增电泳图

寻找可能的顺式作用元件（表4-9）。结果表明 *CiMYB116* 基因启动子序列具有启动子转录基本核心元件 TATA-box 和 CAAT-box。同时，该启动子序列中包含与非生物胁迫有关的顺式作用元件，如热激应答元件（Heat shock element, HSE）、水杨酸应答元件（TCA-element）、参与防卫反应与胁迫应答基序（TC-rich repeat）以及响应节律振荡元件（Circadian）。除此之外，与光应答有关的元件也较多出现在 *CiMYB116* 启动子序列中，如 Box-4（Part of a conserved DNA module involved inlight responsiveness）、MRE（MYB binding site involved in light）、

LAMP-element（Part of a light responsive element）以及 ATC-motif（Part of a conserved DNA module involved inlight responsiveness）。

表 4-9　CiMYB116 启动子分析

顺式作用元件名称	顺式作用元件功能	序列	来源物种
AAGAA-motif	脱落酸反应相关元件	AAGAA	*Arabidopsis thaliana*
CAAT-box	核心元件	CAAAT	*Arabidopsis thaliana*
TATA-box	核心元件	TATA	*Arabidopsis thaliana*
ATC-moTif	光应答元件	AGTAATCT	*Arabidopsis thaliana*
BOX-1	光应答元件	TTTCAAA	*Pisum sativum*
BOX-4	光应答元件	ATTAAT	*Petroselinum crispum*
I-box	光应答元件	gGATAAGGTG	*Zea mays*
LAMP-element	光应答元件	CCTTATCCA	*Spinacia oleracea*
MRE	光应答元件	AACCTAA	*Petroselinum crispum*
SP1	光应答元件	CC（G/A）CCC	*Zea mays*
HSE	热激应答元件	AAAAAATTTC	*Brassica oleracea*
TC-rich repeat	参与防卫反应和胁迫应答	ATTCTCTAAC	*Nicotiana tabacum*
TCA-element	水杨酸应答元件	CCATCTTTTT GAGAAGAATA	*Nicotiana tabacum* *Brassica oleracea*
Circadian	昼夜节律相关	CAANNNNATC	*Lycopersicon esculentum*

四、*CiMYB116* 基因表达分析

中间锦鸡儿干旱转录组数据库中的 RPKM 值表明 *CiMYB116* 基因受干旱诱导后表达量会显著升高，同时从其启动子顺式作用元件预测得知 *CiMYB116* 可能响应某些非生物胁迫。本研究利用实时荧光定量 PCR 技术检测了 NaCl、ABA 及干旱胁迫下 *CiMYB116* 基因的表达情况（图 4-81）。

结果表明该基因对 NaCl、ABA 及干旱都有明显响应。NaCl 胁迫处理 3h 后，*CiMYB116* 表达量上调至未处理时的 3 倍，之后一直持续上调至未处理的 14 倍（图 4-81A）。在 ABA 溶液中浸泡 3h 后，*CiMYB116* 的表达量开始上升，到 24h 达到未处理时的 130 多倍（图 4-81B）。干旱胁迫第 9 天时，*CiMYB116* 基因的表达量上升至处理前的 156 倍（图 4-81C）。这些结果说明 *CiMYB116* 的表达受到

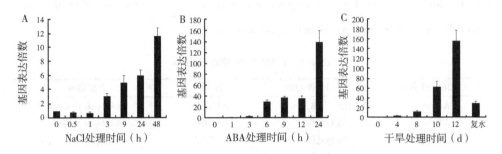

图 4-81　胁迫处理下 *CiMYB116* 表达水平检测

NaCl、ABA 和干旱胁迫的诱导。

五、过表达 *CiMYB116* 基因拟南芥的获得与鉴定

为进一步确定 *CiMYB116* 基因的功能，构建了 pCanG-*CiMYB116* 重组双元表达载体。*Sal* I、*Sac* I 酶切位点位于重组质粒目的基因两侧，使用 *Sal* I、*Sac* I 对重组质粒进行双酶切验证，得到 900bp 左右的条带（图 4-82A），说明 pCanG-*CiMYB116* 过表达载体构建成功。将重组质粒转化野生型拟南芥，筛选获得纯合

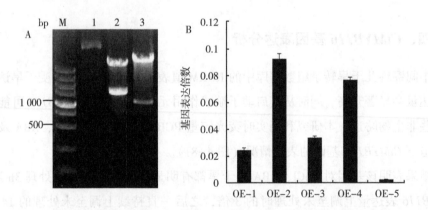

A 为过表达载体的酶切验证：泳道 1. 质粒对照；泳道 3. *Sal* I、*Sac* I 酶切鉴定；B 为过表达株系的 qRT-PCR 鉴定（选择 *AtEF1α* 作为内参基因，结果计算采用 $2^{-\Delta CT}$ 法）M. DL5000 分子量标准。

图 4-82　pCanG-*CiMYB116* 重组质粒构建及过表达植物鉴定

体株系。提取野生型和转基因拟南芥的 RNA，反转录得 cDNA，稀释 16 倍作为模板，利用 qRT-PCR 检测转基因株系中目的基因的表达水平（图4-82B）。选取 OE-2、OE-3 和 OE-4 进行后续实验。

六、过表达 *CiMYB116* 降低拟南芥种子萌发时对 ABA 的敏感性

CiMYB116 基因在转录水平上受到 ABA 诱导，因此检测了含有 ABA 培养基上转基因拟南芥种子的萌发情况（图4-83）。

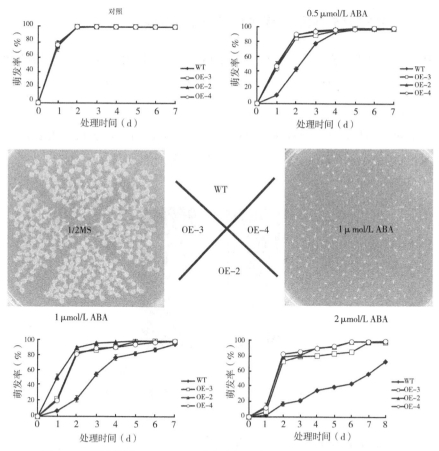

图4-83　野生型和 *CiMYB116* 过表达株系在 ABA 处理下的萌发率检测

实验结果显示，在含有 0.5μmol/L、1μmol/L 和 2μmol/L ABA 的 1/2 MS 培养基上，3 个过表达株系的萌发率均高于野生型。在含有 2μmol/L ABA 的 1/2 MS 培养基上萌发 8d 时，OE-3、OE-2 和 OE-4 的萌发率基本都接近 100%，而野生型只有 70% 左右。说明 *CiMYB116* 能降低种子萌发时对 ABA 的敏感性。

第十节 *CiMYB185* 基因克隆和功能研究

一、*CiMYB185* 基因的 cDNA 与 gDNA 克隆

从干旱转录组数据库中筛选到 *CiMYB185* 基因，利用 NCBI Blast 将其序列与其他植物 *MYB* 基因序列进行比对，发现其具有完整的开放阅读框（ORF）并具有部分非翻译区（Untranslated regions，UTR）序列。为进一步验证序列的正确性，以中间锦鸡儿 cDNA 和基因组 DNA 为模板，利用特异性引物（附表）对 *Ci-MYB185* 基因的 cDNA 和 gDNA 进行 PCR 扩增，电泳结果如图 4-84。

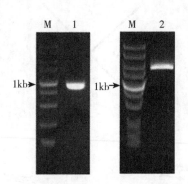

泳道 1. *CiMYB185* cDNA；泳道 2. *CiMYB185* gDNA；M. DL5000 分子量标准。

图 4-84 *CiMYB185* 基因的 cDNA 和 gDNA 电泳图

二、*CiMYB185* 基因序列分析

测序结果显示 *CiMYB185* 的开放阅读框长度为 906bp，编码的氨基酸数目为

302 个。起始密码子为 ATG，终止密码子为 TAA。*CiMYB185* 基因 gDNA 序列长度为 1 592bp，包含 1 个内含子和 2 个外显子，内含子的 5′-端为 GT，3′-端为 AG，符合真核生物内含子的剪切规律（图 4-85）。

```
1     ATGGGAAGAGCTCCTTGTTGTTCAAAAGTTGGGTTGCACAGAGGTCCATGGACTCCTCGTGAAGATGCATTGCTC
      M  G  R  A  P  C  C  S  K  V  G  L  H  R  G  P  W  T  P  R  E  D  A  L  L
76    ACCAAATATATTCAAGCTCATGGAGAAGGCCAGTGGAGATCACTTCCAAAAAGAGCTGgtaggaattgctcatat
      T  K  Y  I  Q  A  H  G  E  G  Q  W  R  S  L  P  K  R  A
151   ccatcttcaacttcttgttccggggttcattatttttctctggttcatctttatatttttcttcttgatttgttttt
226   cccttctaaatcactccttttaattgttcaatatagcctattaaaatttcttcctttttttcccacagatcttctt
301   tattatgtttttttaatcaaacaatattcgtatatggtatgtttgtgtcaagagtcaagacctagttacgtggtat
376   gtttctttctttttgttctttttctttttgtttgcaccattacatttgatattcttgatttaatattataacatga
451   aaataacattttaattcaagtaattgtctcccacctttcaatcatttaagtgaaagtccacttgagctcatttaaa
526   gtaataaactcttatcttgtatatgatagtgcaagtaactgttttagttgcaatgtctgtttttttcaaaata
601   aaaatataaggttggtgtaagggttttcaaatttcgctcgcatcgtgatgatgatattgtggagaatcgcagtcaa
676   atacgattaatactacctcaattgtgatcgtgttgcagctgctgcgaaaacatcaaaaaacttgatgttctagcc
751   ccggttgcggttgcatactttttttttttatataaaaaaaaaaaccttgggttggtgtggttgatgcagGGCTTCTTA
                                                                            G  L  L
826   GATGTGGAAAAAGTTGCAGACTGAGATGGATGAATTATCTGAGACCAGACATAAAGAGAGGAAACATAACCCCAG
      R  C  G  K  S  C  R  L  R  W  M  N  Y  L  R  P  D  I  K  R  G  N  I  T  P
901   AAGAAGATGACCTTATAATAAGAATGCATTCACTTCTGGGAAATAGATGGTCCCTTATCGCTGGAAGAATACCAG
      E  E  D  L  I  I  R  M  H  S  L  L  G  N  R  W  S  L  I  A  G  R  I  P
976   GACGAACAGATAATGAGATAAAGAACTACTGGAACACCCACCTCAGTAAAAAGCTCAGAAACAAAGGAACAGATC
      G  R  T  D  N  E  I  K  N  Y  W  N  T  H  L  S  K  K  L  R  N  K  G  T  D
1051  CAAACACTACAAACAACAAGTTAACAGATCCAGAGAATGAGAAGAAACAAGAAGGAAGAGAAAAAGAATAAGC
      P  N  T  T  N  N  K  L  T  D  P  E  N  E  K  K  K  N  K  K  K  K  K  N  K
1126  AGAAGAAGGATCACAAGAGCAAAGGCAAAAAAGTGGAAGAGTCGGAGAAGAATAGCTTAATTTATCTACCAAAAC
      Q  K  K  D  H  K  S  K  G  K  K  V  E  E  S  E  K  N  S  L  I  Y  L  P  K
1201  CAATAAGAGTGACGAGTTTATTATCATCATCGATACCAAGAAATGATAGTAGCTTCACATTGGAATCGAATGCAT
      P  I  R  V  T  S  L  L  S  S  S  I  P  R  N  D  S  S  F  T  L  E  S  N  A
1276  CAATTACAAGCCAAGAAAAACTTAGAGCAAATTAGCAGCCAAGAAGAAGCAAACGACGGCGGGGTTTGGGGGA
      S  I  T  S  Q  E  K  L  E  Q  I  S  S  Q  E  E  A  N  D  G  V  W  G
1351  TGCAGGTGGTAGGTAAGGAGGACAACGAGGGTGAAAATCATGACGTCGGGTTTGGAATTGGATTCTTTGGTGACC
      M  Q  V  V  G  K  E  D  N  E  G  E  N  H  D  V  G  F  G  I  G  F  F  G  D
1426  TGGCCAATATTAACTGTGACGTGGAATATGGTTTTCCAAGTACTGATCATCATCATGTTCATGGTGGTAATGGTA
      L  A  N  I  N  C  D  V  E  Y  G  F  P  S  T  D  H  H  H  V  H  G  G  N  G
1501  CGCTTGAGAAGCTCTATGAAGAGTACTTGCAGCTCTTGAAGTTTGAAGAGAATCCACACGAATTAGATTCTTTTG
      T  L  E  K  L  Y  E  E  Y  L  Q  L  L  K  F  E  E  N  P  H  E  L  D  S  F
1576  CTGAGTCCTTATTGGCC**TAA**
      A  E  S  L  L  A
```

图 4-85 *CiMYB185* 的 cDNA、gDNA 序列及推导的氨基酸序列

注：下划线并小写的字母为内含子区域；大写字母为编码区；加粗字母为终止密码子 TAA。

通过在线工具 SMART 对蛋白结构进行分析，结果显示 *CiMYB185* 基因所编码蛋白的 N 端包含有 R2R3 重复序列，该序列位于第 13~63 个氨基酸和第 66~114 个氨基酸，这与植物 MYB 蛋白的 DNA 结合结构域是一致的，因此认为

*CiMYB185*属于 R2R3-MYB 蛋白。R2 结构域含有 3 个保守的色氨酸残基，每间隔 19 个氨基酸具有 1 个保守的疏水性色氨酸，*CiMYB185* 的 3 个色氨酸分别位于第 17 个氨基酸、第 37 个氨基酸与第 57 个氨基酸；*CiMYB185* 的 R3 中第一个色氨酸（W）被异亮氨酸（I）所取代，每间隔 18 个氨基酸后出现一个疏水氨基酸（I，第 70 个氨基酸；W，第 89 个氨基酸，第 108 个氨基酸）（图 4-86）。每个重复形成 3 个 α 螺旋，第二个与第三个 α 螺旋形成螺旋-转角-螺旋（HTH）结构，其中色氨酸起着疏水核心的作用维持 HTH 构型。

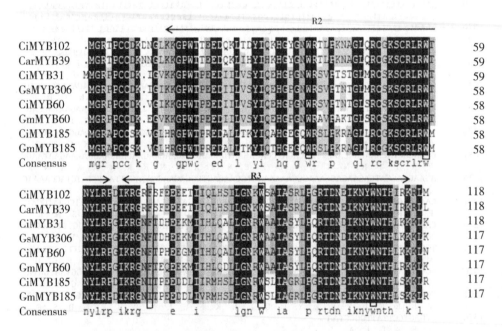

CarMYB39. 鹰嘴豆 XP_004485696.1；GsMYB306. 野生大豆 KHN32523.1；

GmMYB60. 大豆 NP_001240154.1；GmMYB185. 大豆 NP_001235820.1。

图 4-86　CiMYB102 与其他 MYB 蛋白的多序列比对

三、*CiMYB185* 基因的系统进化分析

根据从 R2R3-MYB 蛋白的 MYB 结构域开始到其羧基端所呈现的保守氨基酸

基序的不同，将拟南芥的 125 个 R2R3-MYB 蛋白分成 25 个亚组。运用 Mega 6.0 将 CiMYB185 与拟南芥中所有 R2R3-MYB 及相似性较高的其他植物的 R2R3-MYB 转录因子进行比对分析，之后采用邻接法构建系统进化树（图 4-28）。

CiMYB185 与蒺藜苜蓿 MtR2R3-MYB（XP 013450665.1）亲缘关系最近，一致性达到 59%。CiMYB185 与大豆的 GmMYB185 亲缘关系较近，而与 GmMYB4-lik 和 GmMYB92 亲缘关系相对较远。CiMYB185 与十字花科拟南芥 AtMYB5 相似性为 67%（覆盖率为 45%），与 AtMYB3、AtMYB4 和 AtMYB6 的相似性均在 70% 左右（覆盖率为 41%），因此 CiMYB185 与拟南芥 MYB 转录调控因子的同源区都集中在 N 端的 DNA 结合结构域，而在 C 端同源性极低。系统进化分析显示 CiMYB185 并未与拟南芥 MYB 聚在一起，因此 CiMYB185 在拟南芥中没有与其同源的 R2R3-MYB。

四、*CiMYB185* 基因在不同胁迫下的表达分析

为了研究 *CiMYB185* 基因是否受到各种非生物胁迫诱导，利用实时荧光定量 PCR 检测了该基因在脱水、ABA、NaCl、冷和干旱处理下的表达情况，结果如图 4-87 所示。

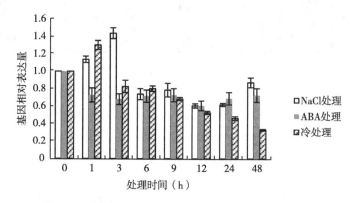

图 4-87 胁迫处理下 *CiMYB185* 基因转录水平的变化

在低温处理下，*CiMYB185* 的表达量出现下调趋势，但在 NaCl 和 ABA 处理

后其表达量无明显变化。在 NaCl 处理下，*CiMYB185* 的表达量略微上升，3h 时达到最高，为未处理的 1.44 倍，之后开始降低，基本维持在 0.6~0.8 倍。ABA 处理下，*CiMYB185* 的表达量维持稳定，为未处理的 0.6 ~ 0.75 倍。低温（4℃）处理下，*CiMYB185* 的表达量在 1h 时略微上升，之后逐渐降低，48h 时达到最低，为未处理时的 0.33 倍。

五、*CiMYB185* 基因启动子克隆

1. 利用染色体步移方法克隆 *CiMYB185* 基因的启动子

CiMYB185 启动子的克隆进行了 2 次延伸，每次延伸都通过 3 轮热不对称巢式 PCR 获取基因的侧翼序列（图 4-88）。

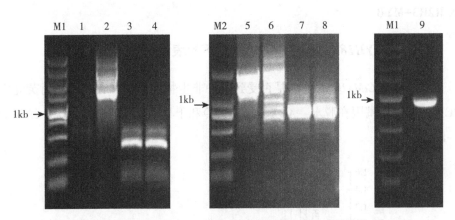

M1. DL5000 分子量标准；M2. DL2000 分子量标准；泳道 1. 第一次延伸第一轮 PCR 产物；泳道 2. 第一次延伸第二轮 PCR 产物；泳道 3、4. 第一次延伸第三轮 PCR 产物；泳道 5. 第二次延伸第一轮 PCR 产物；泳道 6. 第二次延伸第二轮 PCR 产物；泳道 7、8. 第二次延伸第三轮 PCR 产物；泳道 9. 利用特异性引物克隆的 PCR 产物。

图 4-88 *CiMYB185* 基因启动子克隆电泳结果

CiMYB185 第 1 次延伸的结果显示仅有 AP1 引物的第三轮 PCR 产物条带明亮清晰，对该 PCR 产物进行胶回收并测序，分析表明扩增目的条带为 399bp（扩增到起始密码子 ATG 上游片段为 272bp，图 4-88）。由于第 1 次延伸得到的序列较

短，根据第 1 次步移获取的序列设计第 2 次延伸的特异性引物。电泳结果显示仅有 AP3 引物的第三轮 PCR 产物条带明亮清晰，对该 PCR 产物进行胶回收并测序，分析表明目的条带为 774bp（扩增到上游序列 665bp，图 4-88）。对两次延伸结果进行拼接，得到起始密码子 ATG 上游序列为 937bp，以两次延伸的拼接结果设计特异性引物扩增 *CiMYB185* 的启动子序列，测序结果显示扩增条带为 931bp，得到起始密码子上游序列 908bp，对拼接序列进行验证（图 4-88）。

2. *CiMYB185* 基因启动子响应元件分析

在 Plant CARE 网址上对扩增得到的 *CiMYB185* 基因的启动子序列进行顺式作用元件分析，结果显示该基因的启动子序列中除具有真核生物启动子的重要调控元件 TATA 框和 CAAT 框外，还具有与光反应、激素和胁迫相关的响应元件（表 4-10）。

表 4-10 *CiMYB185* 基因启动子分析

顺式作用元件名称	顺式作用元件功能	序列
3-AF1 binding site	光应答元件	AAGAGATATTT
ACE	光应答元件	GACACGTATG/ACGTGGA/AAAACGTTTA
Box 4	光应答元件	ATTAAT
G-Box	光应答元件	CACGAC/CACGTC/GACATGTGGT/CACATGG
GT1-motif	光应答元件	GGTTAAT/GGTTAA
Sp1	光应答元件	GGGCGG/CC（G/A）CCC
GARE-motif	赤霉素反应元件	AAACAGA
TATC-box	赤霉素反应元件	TATCCCA
TCA-element	参与水杨酸反应的元件	GAGAAGAATA
ARE	厌氧诱导相关的顺式作用元件	TGGTTT
O2-site	玉米醇溶蛋白代谢调控元件	GTTGACGTGA

CiMYB185 具有与光反应相关元件、厌氧诱导相关元件（ARE）、玉米醇溶蛋白代谢调控元件（O2-site），还有一些与激素相关的元件，如赤霉素相关的 GARE-motif 和 TATC-box、水杨酸反应相关元件 TCA-element。

第十一节 *CiMYBJ2* 基因克隆和功能研究

一、*CiMYBJ2* 基因克隆与结构分析

1. RNA 的提取

提取中间锦鸡儿的总 RNA，条带清晰，说明 RNA 质量较高，可以深入进行后续实验（图 4-89）。

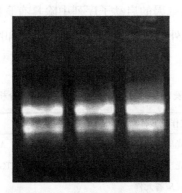

图 4-89　中间锦鸡儿总 RNA

2. *CiMYBJ2* 基因 3′-RACE 和 5′-RACE 扩增

转录组数据库中获得的 *CiMYBJ2* 基因序列长 834bp，据此序列设计 RACE 引物，通过 RACE 技术获得了 3′-RACE 与 5′-RACE 片段。*CiMYBJ2* 基因 3′-RACE 产物条带单一清晰，测序后得到 849bp 序列（图 4-90A）；*CiMYBJ2* 基因 5′-RACE 产物有两条带，较大的条带测序结果与中间片段拼接失败，较小的条带测序得到 608bp 序列，比对结果显示是 *CiMYBJ2* 基因 5′-末端（图 4-90B）。

3. *CiMYBJ2* 基因全长克隆及序列分析

将获得的 3′-RACE 序列、5′-RACE 序列及已知的中间片段序列拼接，获得全长 1 368bp 的序列，5′-UTR 长 203bp，3′-UTR 长 196bp。设计特异性引物扩增

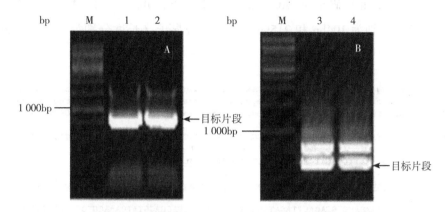

M. 1kb DNA 分子量标准；A. 3′-RACE；泳道 1、2. 3′-RACE

扩增片段；B. 5′-RACE；泳道 3、4. 5′-RACE 扩增片段。

图 4-90 *CiMYBJ2* 基因 RACE 产物电泳结果

cDNA 全长（图 4-91A），测序表明 ORF 长 969bp，编码 322 个氨基酸；起始密

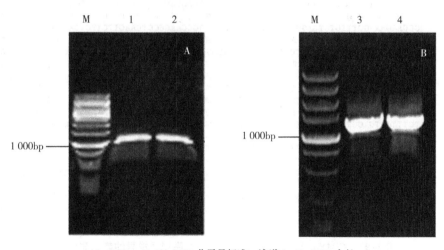

A. cDNA；M. 1kb DNA 分子量标准；泳道 1、2. cDNA 全长；

B. gDNA；M. DL5000 分子量标准；泳道 3、4. gDNA 全长。

图 4-91 *CiMYBJ2* 基因全长电泳图

码子为ATG，终止密码子为 TAG。gDNA 序列长 1 285bp（图 4-91B），有 2 个内含子（长度分别为 104bp 和 215bp）和 3 个外显子（长度分别为 134bp、129bp以及 703bp）（图 4-92）。

```
1      agttgggggactcttgtctctgcatttataatgagaaggaagtgatccagcgagaggcatcatcgagaatatgcag
76     cagcagcactctatatataatcgataaagcagactcatccaccctttttctcagactcttggtttcctcagag
151    caaaactaactctcagaactcatcagaagaaataaagagaaaaaaaaaaaaaaCATGGGGAGGCCACCATGCTGTG
                                                              M  G  R  P  P  C  C
226    ACAAAAATAGGGGTTAAGAAAGGACCTTGGACTCCAGAAGAGGATATCATCTTGGTGTCTTACATTCAACAACACG
       D  K  I  G  V  K  K  G  P  W  T  P  E  E  D  I  I  L  V  S  Y  I  Q  Q  H
301    GACCAGGAAATTGGAGATCAGTTCCCACTAATACTGGtaattaatttatatataattattttttttttatttattag
       G  P  G  N  W  R  S  V  P  T  N  T  G
376    tcttcatttctgtgcttatatatatatatagcttttttcaagttctattttgtttttttgatccaggTTTGATGAG
                                                                            L  M  R
451    ATGCAGTAAGAGCTGCAGACTTAGATGGACAAACTATCTTCGACCAGGTATCAAACGTGGTAACTTCACCGATCA
       C  S  K  S  C  R  L  R  W  T  N  Y  L  R  P  G  I  K  R  G  N  F  T  D  H
526    TGAGGAGAAGATGATTATTCACCTCCAAGCTCTTTGGGCAACAGgtcataacactaattactctctcttctttc
       E  E  K  M  I  I  H  L  Q  A  L  L  G  N  R
601    tacatgtttaattaattaattaattaattttcttcctgcaatatttgttattttaaaggggtaaataaaagtttgg
676    atatagtcatatgtgccaaacaaaagtatatatatggaaataaaagaaagtttgaaataaagtttcataaaaca
751    gatctgctgtatatatatatgatggatatatgcagATGGGCTGCTATAGCTTCATATCTTCCACAGAGGACAGAC
                                           W  A  A  I  A  S  Y  L  P  Q  R  T  D
826    AATGACATAAAAAATTATTGGAATACACATTTGAAGAAGAAGCTGAAGAAGATGAAGTGGGAGTGGATCTGAT
       N  D  I  K  N  Y  W  N  T  H  L  K  K  K  L  K  K  D  E  S  G  S  G  S  D
901    CAGGAGGGTGTTGATAATAAAGGAGGACAACCAAAGGGTCAATGGGAGAGAAGGCTGCAAACAGATATTCAAATG
       Q  E  G  V  D  N  K  G  G  Q  P  K  G  Q  W  E  R  R  L  Q  T  D  I  Q  M
976    GCCAAGAAAGCTTTGTCTGAGGCTTTGTCCCTTAATCATGCCAAGCCCTCAAGTTCTTCTGATCATGATCAACT
       A  K  K  A  L  S  E  A  L  S  L  N  H  A  K  P  S  S  S  S  D  H  D  I  T
1051   ACTACAAGGCCAAACCATTATCCATCACCATCACCATATGCATCAAGCTACGAAAACATTTCCCGATTGATGGAA
       T  T  R  P  N  H  Y  P  S  P  S  P  Y  A  S  S  Y  E  N  I  S  R  L  M  E
1126   AACTGGATGAAATCCCCTAACTCAACTGAAACAACAAATTCCTCATCAGGATATTCCTTCACCAACAATAACATG
       N  W  M  K  S  P  N  S  T  E  T  T  N  S  S  G  Y  S  F  T  N  N  N  M
1201   ATCGCCACCACAGGATCCAGTTCTAGTGAAGGAGCACAAAGCACCATCACATGTACACAAGATCATGCTTTTGAC
       I  A  T  T  G  S  S  S  S  E  G  A  Q  S  T  I  C  T  Q  D  H  A  F  D
1276   TCTTTGTTGACCTTCAACTCTTCCTCCAAATCTGATGGCTCTCGATTTAGGTCAGTTGAAGAGAACCACAACAAC
       S  L  L  T  F  N  S  S  S  K  S  D  G  S  R  F  R  S  V  E  E  N  H  N  N
1351   TTGACTTATACAAAGCCAAACTTGGAAACACAAGTCCCTCTTACTTTGCTTGAAAATTGGCTTTTTGATGATGGG
       L  T  Y  T  K  P  N  L  E  T  Q  V  P  L  T  L  L  E  N  W  L  F  D  D  G
1426   GCAACTCAGTGCCATGAAGATCTAATCAACATGTCACTGGAGGAAAGTACTGCAGGTTTGTTTtgaaaagtagct
       A  T  Q  C  H  E  D  L  I  N  M  S  L  E  E  S  T  A  G  L  F
1501   caacctctaggcaccgaagaaggtccattaccatggctttcaaaaatggaacctttttctagaggtgatcaataac
1576   accctcttaattgtacattacaagtcacatctgtatccttaattataagtcatgctatgtagtagtgaccaattaa
1651   taagagttcaatgtcgtgtgtgacaaaaaaaaaaaa
```

图 4-92 *CiMYBJ2* 基因的 cDNA、gDNA 序列及推导的氨基酸序列

注：下划线部分为内含子区域，小写字母碱基数 1~203 为 5'-UTR，

小写字母碱基数 1 492~1 687为 3'-UTR。

4. CiMYBJ2 蛋白生物信息学分析

将推导的 CiMYBJ2 氨基酸序列在 NCBI 中进行 Blast 比对，结果表明该序列与大豆（*Glycine max*）GmMYBJ2（AGN96216.1）、MYB306－like（NP_001242312.1）、葡萄（*Vitis vinifera* L.）VvMYB30（NP_001267946.1）和拟南芥（*Arabidopsis thaliana*）AtMYB94（NP_190344.1）相似性较高。

应用 ExPASy 数据库中 ProtScale 工具的 Kyte and Doolittle 算法对氨基酸序列进行亲/疏水性分析。正值越大表示该区域越疏水，负值越大表示该区域越亲水，介于+0.5～-0.5 的主要为两性氨基酸。结果表明，CiMYBJ2 在第 140 位氨基酸位点出现了最小值-2.922，属于亲水性最高的区域；在第 81 位氨基酸位点出现了最大值 1.933，属于疏水性最高的区域。由于负值较多，因此，该蛋白属于亲水性蛋白（图 4-93）。

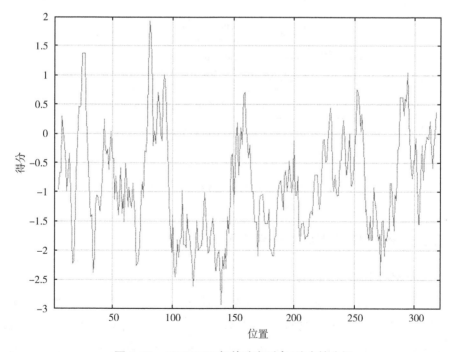

图 4-93　CiMYBJ2 氨基酸序列亲/疏水性分析

应用 Mega 5.0 分子进化遗传分析软件，将 CiMYBJ2 与其他种属植物中相近蛋白的氨基酸序列进行分析比较，并构建系统进化树（图 4-94）。从进化树可以看出，CiMYBJ2 蛋白氨基酸序列与大豆的 GmMYBJ2 存在较近的亲缘关系，同源序列一致性达到 70%；其次与苜蓿的一个转录因子和鹰嘴豆的 MYB306-like 亲缘关系较近（相似度分别为 65% 和 64%），与十字花科拟南芥的 MYB94、MYB96 和 MYB31 的亲缘关系也较近（一致性分别为 56%、51% 和 54%），与拟南芥的 MYB30、MYB60、MYB66、葡萄的 MYB60 和大豆的 MYB76 亲缘关系相对较远。

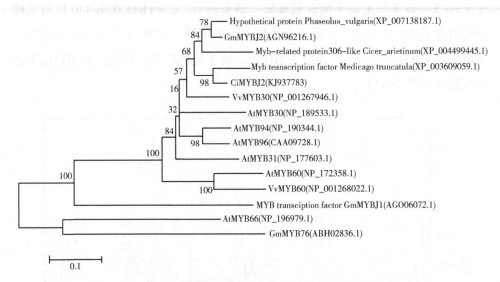

图 4-94　CiMYBJ2 与其他 MYB 蛋白系统进化分析

二、*CiMYBJ2* 基因启动子克隆及分析

1. 染色体步移克隆 *CiMYBJ2* 启动子

染色体步移需要两次延伸，每一步延伸做三轮巢式 PCR。将第一次延伸第三轮 PCR 的产物测序后得到起始密码子上游 755bp 的序列（图 4-95A）。由于得到的序列较短，推测可能还有未扩增出的启动子序列，因此依据这一序列设计新一轮特异引物，进行第二次延伸，得到上游 141bp 的序列（图 4-95B）。经过两次

延伸，得到起始密码子上游 896bp 的拼接序列，设计特异引物扩增启动子验证拼接结果，测序后得到 873bp 的启动子序列（图 4-95C）。

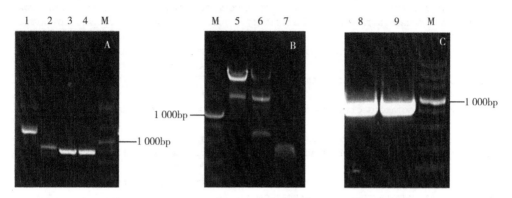

A：第一次延伸；B：第二次延伸；C：验证序列 M：DL5000 分子量标准

泳道 1. 第一次延伸 AP3 与 SP3 的 PCR 产物；泳道 2. 第一次延伸 AP3 与 SP2 的

PCR 产物；泳道 3、4. 第一次延伸 AP3 与 SP1 的 PCR 产物；泳道 5. 第二次延伸

AP2 与 SP6 的 PCR 产物；泳道 6. 第二次延伸 AP2 与 SP5 的 PCR 产物；泳道

7. 第二次延伸 AP2 与 SP4 的 PCR 产物；泳道 8、9. 特异引物 PCR 产物。

图 4-95 *CiMYBJ2* 基因启动子克隆电泳结果

2. *CiMYBJ2* 启动子响应元件分析

利用启动子分析软件 Plant CARE 对获得的启动子序列进行分析，发现该序列具有启动子的基本转录元件 TATA-box 和 CAAT-box。此外，该启动子序列也存在一些和逆境胁迫相关的响应元件，如与防御与胁迫响应有关的 TC-rich repeats 元件、热响应元件 HSE（Heat shock element）、ABA 响应元件 AREB（ABA responsive element binding protein）、干旱响应元件 MBS（MYB binding site）以及类黄酮生物合成相关响应元件 MBSI（MYB binding site I）等（图 4-96）。

3. *ProCiMYBJ2：GUS* 表达载体构建

利用引物所加的酶切位点 *Pst* I 和 *Nco* I，将克隆到的 *CiMYBJ2* 基因从克隆载体 pMD19 上切下（图 4-97A），植物表达载体 pCambia1305.2 用酶切位点 *Pst*

```
-355    GCTTTTAACTTTCTTGGGGAGGTACACATTAAATACTAATCAGCGCTAAAAATAAAATAAAAAAGTTAACCAAAAA
-280    ATTAATAGTGAAAAAAATAAAAAATAAAAAAATAATTAAAAAAGTACCACGTTACTGAATGTATTGAATAAAAGA
        TC-rich repeats
-205    TTTATATAGTTTTTAATTTCTTAATTAGTGTCTCAACGATATTAACTAATTAAGCGGGTTTATCTAATCTGCGCA
-130    ATCTTGCACGCATTAAGAATTATTAATTACCTATTTTTTCCTTATTAATTACCTAATTTTCTATTTTGTGATTAG
                                                             HSE
-55     AGAAGGATTACATAAATGTAAATTTATAAAATAAATAGGAAAGTAAGTAATTAATAAGAAAAAAATAGGCAATT
                                                  CCAAT-box
21      AATGATTCTTATCTTGTACAAGGTTGGACACGTTAAAAAACCGTTGTTTATATTTGTCACGTACCGTACAAGTGT
                                       MBSI            motif I
96      GTAAAAGCTACGTGGCTTACGAGAAATGTTTTGAAAAAAAAAAAAACATTTTTGCACATTTTAAATATTAATTGA
              ABRE
171     GTGCTTAATTTTATTTTATTTTGAAAGGCTTAATTGAGTACAGTACTTATTAGCGTGAGTTTCTTCGTCTTAAGA
246     AATAATATGCGGAGCTTGTTGTCTTGTCTGTCTCTATATATACGTACGTACATAACAAGGCAATTCCAGTTGGGG
                                                 ABRE                    MBS
321     ACTCTTGTCTCTGCATTTATAATGAGAAGGAAGTGATCCAGCGAGAGGCATCATCGAGAATATGCAGCAGCAGTA
396     CTCTATATATAATCTATAAAGCAGACTCATCCACCCTTTTCTCAGATCAATCTTGGTTTTCTCAGAGCAAAACTA
                                                               ARE
471     ACTCTCAGAACTCATCAGAAGAAATAAAGAGAAAAAAAAAAAAAAAAAAAATGGGGAGGCCACCATGCT
        5UTR Py-rich stretch     start codon
```

图 4-96   *CiMYBJ2* 启动子分析

Ⅰ和 *Nco* Ⅰ进行双酶切（图 4-97B），经 T4 连接酶连入植物表达载体 pCambia1305.2，进一步进行酶切鉴定（图 4-97C），*ProCiMYBJ2*：*GUS* 表达载体构建成功。

4. *CiMYBJ2* 启动子表达模式分析

将 *CiMYBJ2* 启动子融合 *GUS* 基因，转化野生型拟南芥，获得 T1 代转基因植物。通过 GUS 染色观察了 *CiMYBJ2* 启动子在拟南芥不同组织部位、不同生长时期的表达模式。结果发现 GUS 主要在根尖、根和茎的连接处、根的维管组织、花的萼片、花丝、花药和柱头、叶片的表皮毛中表达（图 4-98）。

三、*CiMYBJ2* 基因在不同胁迫条件下的表达分析

CiMYBJ2 基因启动子序列分析发现具有一些与非生物胁迫有关的响应元件，因此本研究采用实时荧光定量 PCR 技术检测了中间锦鸡儿在脱水、干旱、高温和 NaCl 胁迫下该基因的表达水平（图 4-99）。

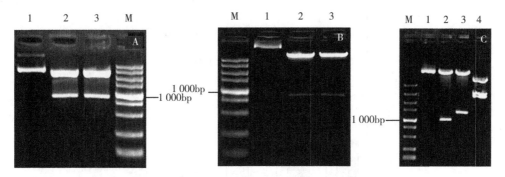

M. DL5000 分子量标准；A. 泳道 1 为 pMD19 克隆载体；泳道 2、3 为 pMD19 双酶切，酶切位点为 *Pst* Ⅰ/*Nco* Ⅰ。B. 泳道 1 为表达载体 pCambia1305.2；泳道 2、3 为表达载体 pCambia1305.2 双酶切，酶切位点为 *Pst*Ⅰ/*Nco*Ⅰ。C. 泳道 1. pCambia1305.2-MYBJ2p1 载体；泳道 2、3 为 pCambia1305.2-MYBJ2p1 载体双酶切 （*Nco* Ⅰ/*Pst* Ⅰ；*EcoR* Ⅰ/*Spe* Ⅰ）；泳道 4 为 pCambia1305.2-MYBJ2p1 载体 *Nde* Ⅰ 单酶切。

图 4-97　*ProCiMYBJ2*：*GUS* 表达载体构建

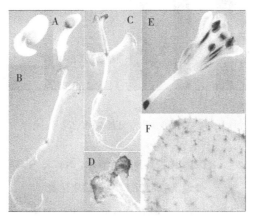

A. 吸胀 24h 的种子；B. 5d 大的幼苗；C、D. 10d 大的
幼苗及叶片；E. 花；F. 40d 大苗的叶片。

图 4-98　*CiMYBJ2* 在不同组织部位的定位图（见书后彩图）

结果显示，*CiMYBJ2* 在多种胁迫条件下的表达都有不同程度的改变。在 42℃ 高温处理后，*CiMYBJ2* 基因的表达量在 1h 和 3h 明显降低，之后维持一个较低

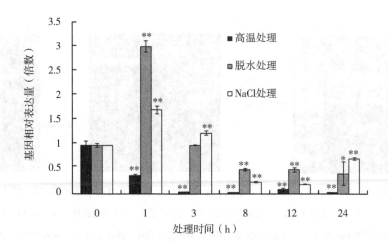

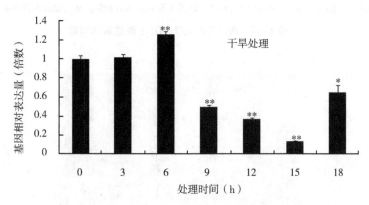

图 4-99 qRT-PCR 检测高温、脱水、NaCl、干旱等胁迫

处理下 *CiMYBJ2* 基因的表达量

注：以 *EF1a* 基因为内参基因，＊表示 $P<0.05$，＊＊表示 $P<0.01$。

值，24h 的转录水平仅为对照的 1/10，该基因表达量在不同时间点的变化与 0h 相比均达到极显著水平（$P<0.01$）；在脱水处理 1h 后 *CiMYBJ2* 基因的表达量上升，且达到极显著水平，然后逐渐降低，在 3h 时 *CiMYBJ2* 基因的表达量与对照差异不显著（$P>0.05$），在 8h、12h 该基因的表达量与 0h 相比均达到极显著水平（$P<0.01$），在 24h 的转录水平是 0h 的一半，且基因表达量差异达到显著水

平（$P<0.05$）；在300mmol/L的NaCl处理1h后 *CiMYBJ2* 基因的转录水平开始增加，达到最高。之后总体呈下降趋势，在12h表达量最低，在不同时间点该基因的表达量与0h相比差异极显著（$P<0.01$）；干旱处理6d后，*CiMYBJ2* 基因的表达量上升，且3d、6d该基因的表达量差异不显著，之后一直下降差异达到极显著水平（$P<0.01$），15d表达量最低，复水3d后（18d）*CiMYBJ2* 基因的表达量开始回升，但是与0d相比差异仍然达到显著水平（$P<0.05$）。

四、CiMYBJ2 蛋白的亚细胞定位研究

1. 35S：：*CiMYBJ2*-GFP 融合表达载体构建

用 *Nco* I 将表达载体 pCambia1302 进行单酶切，将克隆到的 *CiMYBJ2* 基因（图4-100A）用 In-Fusion 连接酶与酶切后的表达载体连接，进行酶切鉴定。pCambia1302上有一个 *Pst* I，*CiMYBJ2* 的 ORF 中两个 *Pst* I，因此重组质粒用 *Pst* I 单酶切后有三个片段，大小分别为797bp、930bp 和8 822bp（图4-100B），35S：：*CiMYBJ2*-GFP 表达载体构建成功。

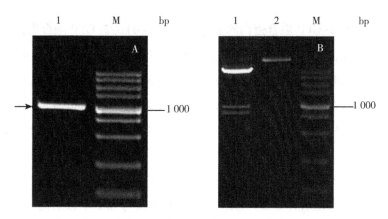

M. DL5000分子量标准；A：泳道1. 目的基因。B：泳道1. pCambia1302-
CiMYBJ2 载体单酶切（*Pst* I）；泳道2. pCambia1302-*CiMYBJ2* 载体。

图4-100 表达载体 35S：：*CiMYBJ2*-GFP 构建

2. 转基因植物筛选

筛选到转基因纯合体株系 4 株，符合孟德尔分离定律（大苗：小苗＝3：1）。

3. 纯合体株系中 GFP 融合蛋白的表达检测

在荧光显微镜下观察，pCambia1302 质粒作为阳性对照（图 4−101A），WT 作为阴性对照（图 4−101E）。在 *CiMYBJ2*−GFP 融合表达的 T2 代转基因株系中没有观察到荧光信号（图 4−101C）。

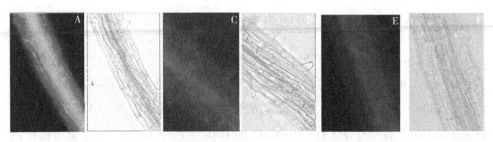

A 和 B 为 pCambia1302 质粒；C 和 D 为 *CiMYBJ2*−GFP 融合蛋白；E 和 F 为 WT；

A、C 和 E 为荧光激发光图像；B、D 和 F 为明场图像。

图 4−101　*CiMYBJ2*−GFP 融合蛋白荧光信号（见书后彩图）

（1）*CiMYBJ2*−GFP 融合蛋白的表达。由于 *CiMYBJ2*−GFP 融合蛋白没有观察到荧光信号，对其进行了蛋白水平检测。将提取的蛋白进行 SDS−PAGE，pCambia1302 质粒中 GFP 为 30kDa，*CiMYBJ2* 蛋白为 36kDa（图 4−102A）。

Western blot 加样顺序同图 4−102A，结果表明只有 pCambia1302 质粒有蛋白表达，大小为 30kDa。WT 阴性对照、转基因株系中的 GFP 融合蛋白均没有表达（图 4−102B）。

（2）转录水平的表达。通过 RT−PCR 检测了 *CiMYBJ2* 与 GFP 融合基因转录水平的表达。结果显示转 pCambia1302 质粒的株系与 WT 中没有融合基因表达，但是在转基因纯合体株系中融合基因表达，目的片段大小为 1 276bp（图 4−103）。

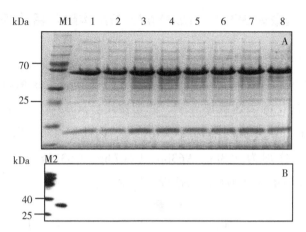

A. 蛋白 SDS-PAGE 图；B. Western blot；1. pCambia1302 质粒；

2~7. 转基因纯合体株系；8. WT；M1. PageRulerTMPlus Prestained Protein Ladder；

M2. EasySee® Western Marker（20~90kDa）；M. DL5000 DNA Marker。

图 4-102 *CiMYBJ2* 与 GFP 融合蛋白的表达检测

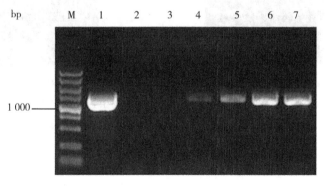

泳道 1. 质粒对照；泳道 2. pCambia1302 质粒；泳道 3. WT；

泳道 4~7. 转基因纯合体株系；

M. DL5000 DNA Marker。

图 4-103 转基因株系 GFP 融合蛋白转录水平的表达

五、过表达载体 35S：：*CiMYBJ2*-HA 构建及目的基因表达检测

1. 35S：：*CiMYBJ2*-HA 过表达载体构建

用 *BamH* I 将表达载体 pCanG 单酶切，用 In-Fusion 连接酶将 PCR 产物（图 4-104A）与线性化的表达载体连接，酶切鉴定。pCanG 上有 3 个 *Pst* I 酶切位点，*CiMYBJ2* 的 ORF 中有两个 *Pst* I 酶切位点，因此重组质粒用 *Pst* I 单酶切后有 5 个片段，大小分别为 793bp、963bp、1 067 bp、1 631 bp 和 6 863 bp（图 4-104B），35S：：*CiMYBJ2*-HA 过表达载体构建成功。

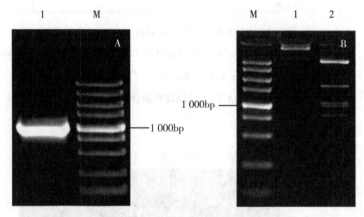

M. DL5000 分子量标准；A：泳道 1. 目的基因。B：泳道 1.35S：：*CiMYBJ2*-HA 重组质粒；泳道 2.35S：：*CiMYBJ2*-HA 重组质粒 *Pst* I 单酶切。

图 4-104　过表达载体 35S：：*CiMYBJ2*-HA 构建

2. 转基因植物筛选及鉴定

筛选到 *CiMYBJ2* 转基因纯合体株系 10 个。qRT-PCR 检测基因表达量，发现 *CiMYBJ2* 基因在转基因拟南芥各株系中均有表达，1、4、24 的表达量较高，后续实验用这 3 个株系（图 4-105）。

3. 转基因植物的表型分析

将获得的转基因纯合体株系种子种植在含 NaCl（浓度为 0mmol/L、150mmol/L、

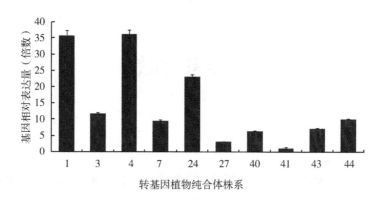

图 4-105 qRT-PCR 检测转基因纯合体中基因表达量

200mmol/L）或甘露醇（浓度为 0mmol/L、400mmol/L、500mmol/L）的 1/2MS 培养基平板上观察表型变化，结果发现过表达株系的萌发率和根长与野生型相比没有明显变化。

参考文献

常朝阳, 2008. 中国锦鸡儿属植物分类研究 [D]. 哈尔滨: 东北林业大学.

陈义岗, 吴鑫, 2011. 柠条饲料利用技术的研究 [J]. 中国畜牧兽医文摘, 2 (27): 137-138.

樊锦涛, 蒋琛茜, 邢继红, 等, 2014. 拟南芥 R2R3-MYB 家族第 22 亚族的结构与功能 [J]. 遗传, 36 (10): 985-994.

郭彦军, 张德罡, 龙瑞军, 等, 2004. 高山灌木和牧草缩合单宁含量季节变化动态研究 [J]. 四川草原, 6: 3-5.

韩晓敏, 2015. 中间锦鸡儿 3 个非生物胁迫相关转录因子的克隆与功能分析 [D]. 呼和浩特: 内蒙古农业大学.

李娜, 2017. 中间锦鸡儿参与叶片衰老基因 *CibHLH027* 的克隆和功能研究 [D]. 呼和浩特: 内蒙古农业大学.

李妍, 2008. 光和赤霉素对拟南芥光形态建成及木质素生物合成的影响 [D]. 长沙: 湖南大学.

李月, 王喜明, 2009. 沙柳、柠条、杨木纤维素酸水解制取葡萄糖的研究 [J]. 内蒙古农业大学学报: 自然科学版 (3): 160-164.

刘坤, 崔爽, 杨飞芸, 等, 2018. 中间锦鸡儿 *CCR2* 和 *CCR3* 基因的克隆和功能鉴定 [J]. 中国生物工程杂志, 38 (2): 18-29.

刘守梅, 孙玉强, 王慧中, 2012. 植物 MYB 转录因子研究 [J]. 杭州师范大学学报，11（2）：146-150.

刘艳玲，侯先志，李大彪，2009. 添加聚乙二醇对绵羊柠条饲料采食量和蛋白代谢的影响研究［J］. 内蒙古农业大学学报：自然科学版，30（2）：5-8.

罗惠娣，牛西午，毛杨毅，等，2005. 柠条的营养特点与利用方法研究［J］. 中国草食动物，25（5）：35-38.

毛铭铢，2017. 中间锦鸡儿两个 *WRKY* 基因的功能分析［D］. 呼和浩特：内蒙古农业大学.

牛西午，2003. 柠条研究［M］. 北京：科学出版社.

庞琪伟，贾黎明，郑士光，2009. 国内柠条研究现状［J］. 河北林果研究，24（3）：280-283.

孙国琴，康暄，郭九峰，2004. 食用菌与柠条利用率及饲用价值［J］. 内蒙古农业科技，1：70-71.

万东莉，2012. *CBP60g* 正调控拟南芥对丁香假单胞菌、脱落酸和干旱的响应［D］. 呼和浩特：内蒙古农业大学.

万永青，毛铭铢，万东莉，等，2018. 中间锦鸡儿 *WRKY75* 基因对拟南芥耐受盐和 ABA 能力的影响［J］. 西北植物学报，38（1）：17-25.

王光霞，2015. 中间锦鸡儿响应脱水胁迫的转录组学研究及部分次生代谢相关基因的表达分析［D］. 呼和浩特：内蒙古农业大学.

王跃平，李英慧，关荣霞，等，2007. 植物根毛生长发育及分子调控机理［J］. 遗传，29（4）：413-419.

向珣，曹家树，叶纨芝，等，2007. 白菜 OguCMS 相关 MYB 家族新基因 *Bc-MYBogu* 的克隆与特征分析［J］. 遗传，29（5）：621-628.

杨飞芸，刘坤，崔爽，等，2018. 转 *CiCHS* 基因拟南芥的黄酮代谢及抗氧化能力分析［J］. 西北植物学报，38（3）：393-400.

杨飞芸，武燕燕，崔爽，等，2017. 异源表达 *CiRS* 基因通过生成白藜芦醇增强拟南芥的抗氧化能力 [J]. 中国生物工程杂志, 37 (12): 27-33.

杨杞, 张涛, 王颖, 等, 2013. 干旱胁迫下柠条锦鸡儿叶片 SSH 文库构建及 *CkWRKY1* 基因克隆 [J]. 林业科学, 49 (7): 62-68.

姚志刚, 李凤学, 2007. 柠条在草食动物饲料中的利用 [J]. 中国农学通报, 23 (4): 9-12.

于秀敏, 2017. 柠条锦鸡儿 *LEA* 基因家族成员的鉴定与功能分析 [D]. 呼和浩特: 内蒙古农业大学.

岳俊燕, 岳文冉, 杨杞, 等, 2016. 中间锦鸡儿转录因子基因 *CiNAC1* 的克隆及功能分析 [J]. 西北植物学报, 36 (7): 1285-1293.

岳文冉, 岳俊燕, 张秀娟, 等, 2018. 中间锦鸡儿 *CiNAC1* 基因促进转基因拟南芥叶片的衰老 [J]. 中国生物工程杂志, 38 (4): 24-29.

张桂兰, 李辉, 2009. 柠条纤维基轻质复合材料制备工艺及性能研究 [J]. 内蒙古农业大学学报: 自然科学版, 30 (3): 142-146.

张雄杰, 盛晋华, 赵怀平, 2010. 柠条饲用转化技术研究进展及内蒙古柠条饲料产业前景 [J]. 畜牧与饲料科学, 31 (5): 21-23.

张烨, 2011. 柠条锦鸡儿咖啡酰辅酶 AO-甲基转移酶基因 cDNA 和 gDNA 全长克隆及生物信息学分析 [D]. 呼和浩特: 内蒙古农业大学.

赵一之, 1993. 中国锦鸡儿属的分类学研究 [J]. 内蒙古大学学报: 自然科学版, 24 (6): 631-653.

周道玮, 1996. 锦鸡儿属 (*Caragana* Fabr.) 植物分类 [J]. 东北师大学报: 自然科学版 (4): 69-76.

AGARWAL, MANU H, YU J, et al., 2006. A R2R3 type *MYB* transcription factor is involved in the cold regulation of *CBF* genes and in acquired freezing tolerance [J]. Journal of Biological Chemistry, 281 (49): 37636-37645.

BAI J, KANG T, WU H D, et al., 2017. Relative contribution of photorespiration and antioxidative mechanisms in *Caragana korshinskii* under drought conditions across the Loess Plateau [J]. Functional Plant Biology, 44 (11): 1111-1123.

BALLACHANDA N D, RAMAIAH M, ATHIKKATTUVALASU S, et al., 2009. Phosphate starvation responses and gibberellic acid biosynthesis are regulated by the *MYB62* transcription factor in *Arabidopsis* [J]. Molecular Plant, 2 (1): 43-58.

BAUDRY A, HEIM M A, DUBREUCQ B, et al., 2004. *TT2*, *TT8*, and *TTG1* synergistically specify the expression of *BANYULS* and proanthocyanidin biosynthesis in *Arabidopsis thaliana* [J]. The Plant Journal: for cell and molecular biology, 39 (3): 366-380.

BIEDENKAPP H, BORGMEYER U, SIPPEL A E, et al., 1988. Viral *myb* oncogene encodes a sequence-specific DNA-binding activity [J]. Nature, 335: 835-837.

BONG S P, HEE J E, JANG I C, et al., 2010. Ubiquitination of LHY by *SINAT5* regulates flowering time and is inhibited by *DET1* [J]. Biochemical and Biophysical Research Communications, 398 (2): 242-246.

BRIESEMEISTER S, RAHNENFUHRER J, KOHLBACHER O, 2010. YLoc-an interpretable web server for predicting subcellular localization [J]. Nucleic Acids Research, 38: 497-502.

BYRNE M E, BARLEY R, CURTIS M, et al., 2000. Asymmetric leaves mediates leaf patterning and stem cell function in *Arabidopsis* [J]. Nature, 408 (6815): 967-971.

CEDRONI M L, CRONN R C, ADAMS K L, et al., 2003. Evolution and expression of *MYB* genes in diploid and polyploid cotton [J]. Plant Molecular Biology, 51 (3): 313-325.

CHEN L, WANG J M, KANG W Y, 2016. Chemical constituents of *Caragana sinica* [J]. Chemistry of Natural Compounds, 52 (6): 1141-1142.

CHENG H, SONG S, XIAO L, et al., 2009. Gibberellin acts through jasmonate to control the expression of *MYB21*, *MYB24*, and *MYB57* to promote stamen filament growth in *Arabidopsis* [J]. Plos Genetics, 5 (3): e1000440.

CHOOKYUN J, JUN S S, SANG W H, et al., 2008. Overexpression of *AtMYB44* enhances stomatal closure to confer abiotic stress tolerance in transgenic *Arabidopsis* [J]. Plant Physiology, 146 (2): 623-635.

COMINELLI E, GALBIATI M, VAVASSEUR A, et al., 2005. A guard-cell-specific *MYB* transcription factor regulates stomatal movements and plant drought tolerance [J]. Current Biology, 15 (13): 1196-1200.

COMINELLI E, SALA T, CALVI D, et al., 2008. Over-expression of the *Arabidopsis AtMYB41* gene alters cell expansion and leaf surface permeability [J]. The Plant Journal, 53 (1): 53-64.

CUI Y Y, YANG C X, YANG X D, et al., 2018. Zeolitic imidazolate framework-8 for selective extraction of a highly active anti-oxidant flavonoid from *Caragana Jubata* [J]. Journal of Chromatography A, 1544: 8-15.

DAI X, MA Q, WEN Y X, 2007. Overexpression of an R1R2R3 *MYB* gene, *OsMYB3R-2*, increases tolerance to freezing, drought, and salt stress in transgenic *Arabidopsis* [J]. Plant Physiology, 143 (4): 1739-1751.

DE V M, DENEKAMP M, DICKE M, et al., 2006. The *Arabidopsis thaliana* transcription factor *AtMYB102* functions in defense against the insect herbivore Pieris rapae [J]. Plant Signal Behave, 1 (6): 305-311.

DEBEAUJON I, NESI N, PEREZ P, et al., 2003. Proanthocyanidin-accumulating cells in *Arabidopsis* testa: regulation of differentiation and role in seed development [J]. Plant Cell, 15 (11): 2514-2531.

DUBOS C, STRACKE R, GROTEWOLD E, et al., 2010. *MYB* transcription factors in *Arabidopsis* [J]. Trends in Plant Science, 15 (10): 573-581.

FELLER A, MACHEMER K, BRAUN E L, et al., 2011. Evolutionary and comparative analysis of *MYB* and *bHLH* plant transcription factors [J]. The Plant Journal: for cell and molecular biology, 66 (1): 94-116.

FENG C P, ANDREASSON E, MASLAK A, et al., 2004. *ArabidopsisMYB68* in development and responses to environmental cues [J]. Plant Science, 167 (5): 1099-1107.

FRAMPTON J, 2004. *Myb* transcription factors: their role in growth, differentiation and disease [M]. Netherlands: Kluwer Academic Publishers.

FUKUSHIMA R S, HATFIELD R D, 2001. Extraction and isolation of lignin for utilization as a standard to determine lignin concentration using the acetyl bromide spectrophotometric method [J]. Journal of Agricultural and Food Chemistry, 49 (7): 3133-3139.

GIBBS D J, VOSS U, HARDING S A, et al., 2014. *AtMYB93* is a novel negative regulator of lateral root development in *Arabidopsis* [J]. The New Phytologist, 203 (4): 1194-1207.

GUO Y, HALFTER U, ISHITANI, et al., 2001. Molecular characterization of functional domains in the protein kinase *SOS2* that is required for plant salt tolerance [J]. Plant Cell, 13 (6): 1383-1400.

HAGA N, KATO K, MURASE M, et al., 2007. R1R2R3-MYB proteins positively regulate cytokinesis through activation of *KNOLLE* transcription in *Arabidopsis thaliana* [J]. Development, 134 (6): 1101-1110.

HAN X, FENG Z, XING D, et al., 2015. Two *NAC* transcription factors from *Caragana intermedia* altered salt tolerance of the transgenic *Arabidopsis* [J]. BMC Plant Biology, 15 (208): 1-12.

HE Q S, LI S R, LI L L, et al., 2018. Total flavonoids in *Caragana*

（TFC）promotes angiogenesis and enhances cerebral perfusion in a rat model of ischemic stroke [J]. Frontiers in Neuroscience, 12: 635.

HE Q S, ZHANG L, FAN Z Y, et al., 2017. Protective effects of total flavonoids in *Caragana* against hypoxia/reoxygenation-induced injury in human brain microvascular endothelial cells [J]. Biomedicine & Pharmacotherapy, 89: 316-322.

HIROSHI A, TAKESHI U, TAKUYA, et al., 2003. *ArabidopsisAtMYC2* (bHLH) and *AtMYB2* (MYB) function as transcriptional activators in abscisic acid signaling [J]. The Plant Cell, 15 (1): 63-78.

HOGLUND A, DONNES P, BLUM T, et al., 2006. MultiLoc: prediction of protein subcellular localization using N-terminal targeting sequences, sequence motifs and amino acid composition [J]. Bioinformatics, 22 (10): 1158-1165.

HUANG G T, MA S L, BAI L P, et al., 2012. Signal transduction during cold, salt, and drought stresses in plants [J]. Molecular Biology Reports, 39 (2): 969-987.

ISHITANI M, LIU J, HALFTER U, et al., 2000. *SOS3* function in plant salt tolerance requires N-myristoylation and calcium binding [J]. Plant Cell, 12 (9): 1667-1678.

JACKOWSKI J, POPŁOŃSKI J, TWARDOWSKA K, et al., 2017. Deterrent activity of hops flavonoids and their derivatives against stored product pests [J]. Bulletin of Entomological Research, 107 (5): 592-597.

KAKORIN P A, TERESHKINA O I, RAMENSKAYA G V, 2018. Potential biological activity and chemical composition of *Caragana Jubata* (Pall.) Poir. [J]. Pharmaceutical Chemistry Journal, 52 (6): 531-535.

KELLER T, ABBOTT J, MORITZ T, et al., 2006. *Arabidopsis* REGULATOR OF AXILLARY MERISTEMS1 controls a leaf axil stem cell niche and modulates vegetative development [J]. The Plant Cell, 18 (3): 598-611.

KLEMPNAUER K H, GONDA T J, BISHop J M, 1982. Nucleotide sequence of the retroviral leukemia gene *v-myb* and its cellular progenitor *c-myb*: the architecture of a transduced oncogene [J]. Cell, 31: 453-463.

LACOMBE E, VAN D J, BOERJAN W, et al., 2000. Characterization of cis-elements required for vascular expression of the cinnamoyl CoA reductase gene and for protein-DNA complex formation [J]. The Plant Journal: for cell and molecular biology, 23 (5): 663-676.

LEE M M, SCHIEFELBEIN J, 2002. Cell pattern in the *Arabidopsis* root epidermis detemined by lateral inhibition with feedback [J]. The Plant Cell, 14: 611-618.

LEGAY S, SIVADON P, BLERVACQ A S, et al., 2010. *EgMYB1*, an R2R3 MYB transcription factor from eucalyptus negatively regulates secondary cell wall formation in *Arabidopsis* and *poplar* [J]. The New Phytologist, 188 (3): 774-786.

LI L, YU X, THOMPSON A, et al., 2009. *ArabidopsisMYB30* is a direct target of *BES1* and cooperates with *BES1* to regulate brassinosteroid-induced gene expression [J]. The Plant Journal: for Cell and Molecular biology, 58 (2): 275-286.

LI S, FAN C, LI Y, et al., 2016. Effects of drought and salt-stresses on gene expression in *Caragana korshinskii* seedlings revealed by RNA-seq [J]. BMC genomics, 17 (200): 1-19.

LIAO Y, ZOU H F, WANG H W, et al., 2008. Soybean *GmMYB76*, *GmMYB92*, and *GmMYB177* genes confer stress tolerance in transgenic *Arabidopsis* plants [J]. Cell Research, 18 (10): 1047-1060.

LIPPOLD F, SANCHEZ D H, MUSIALAK M, et al., 2009. *AtMyb41* regulates

transcriptional and metabolic responses to osmotic stress in *Arabidopsis* [J].
Plant Physiology, 149 (4): 1761-1772.

LIPSICK J S, 1996. One billion years of *Myb* [J]. Oncogene, 13 (2):
223-235.

LOGUERICO L L, ZHANG J Q, WILKINS T A, 1999. Differential regulation of
six novel MYB-domain genes defines two distinct expression patterns in allotetra-
ploid cotton (*Gossypium hirsutum* L.) [J]. Molecular Genetics and Genomics,
261 (4-5): 660-671.

LONG Y, WANG Y, WU S, et al., 2015. De novo assembly of transcriptome
sequencing in *Caragana korshinskii* Kom. and characterization of EST-SSR mark-
ers [J]. PloS one, 10 (1): e0115805.

LUAN G X, WANG H L, LV H H, et al., 2016. Separation and purification of
five flavone glucosides and one lignan from *Caragana korshinskii* Kom. by the
combination of HSCCC and semi-preparative RPLC [J]. Chromatographia, 79
(13): 823-831.

LUGERT T, WERR W, 1994. A novel DNA-binding domain in the Shrunken initi-
ator-binding protein (IBP1) [J]. Plant Molecular Biology, 25 (3): 493-506.

LUSCHER B, EISENMAN R N, 1990. New light on *MYC* and *MYB* [J].
Genes & Development, 4: 2235-2241.

MA K Q, MIAO Y H, GAO Y, et al., 2016. Increasing the level of IRS-1 and
insulin pathway sensitivity by natural product carainterol A [J]. Molecules, 21
(10): 1303.

MARINO D, FRODURE S, CANONNE J, et al., 2013. *Arabidopsis* ubiquitin
ligase *MIEL1* mediates degradation of the transcription factor *MYB30* weakening
plant defence [J]. Nature Communications, 4: 1476.

MENGISTE T, CHEN X, SALMERON J, et al., 2003. The BOTRYTIS SUS-

CEPTIBLE1 gene encodes an R2R3 *MYB* transcription factor protein that is required for biotic and abiotic stress responses in *Arabidopsis* [J]. The Plant Cell, 15 (11): 2551-2565.

MIYAKE K, ITO T, SENDA M, et al., 2003. Isolation of asubfamily of genes for R2R3-*MYB* transcription factors showing up-regulated expression under nitrogen nutrient-limited conditions [J]. Plant Molecular Biology, 53 (1-2): 237-245.

MULLER D, SCHMITZ G, THERES K, 2006. Blind homologous R2R3 *Myb* genes control the pattern of lateral meristem initiation in *Arabidopsis* [J]. The Plant Cell, 18 (3): 586-597.

NAKAI K, HORTON P, 1999. PSORT: a program for detecting sorting signals in proteins and predicting their subcellular localization [J]. Trends in Biochemical Sciences, 24 (1): 34-36.

OGATA K, MORIKAWA S, NAKAMURA H, et al., 1994. Solution structure of a specific DNA complex of the *Myb* DNA-binding domain with cooperative recognition helices [J]. Cell, 79 (4): 639-648.

PARK M Y, KANG J Y, KIM S Y, 2011. Overexpression of *AtMYB52* confers ABA hypersensitivity and drought tolerance [J]. Molecules and Cells, 31 (5): 447-454.

PAYNE C T, ZHANG F, LLOYD A M, 2000. *GL3* encodes a bHLH protein that regulates trichome development in *Arabidopsis* through interaction with *GL1* and *TTG1* [J]. Genetics, 156 (3): 1349-1362.

PAZ-ARES J, GHOSAL D, WIENAND U, et al., 1987. The regulatory C1 locus of Zea mays encodes a protein with homology to *myb* proto-oncogene products and with structural similarities to transcriptional activators [J]. EMBO Journal, 6 (12): 3553-3558.

PENG W, WANG L, QIU X H, et al., 2016. Therapeutic effects of *Caragana pruinosa Kom. roots extract on type II collagen-induced arthritis in rats* [J]. *Journal of Ethnopharmacology*, 191: 1-8.

RABINOWICZ P D, WOLFE A D, BOWEN B, et al., 1999. Maize R2R3-*MYB* genes: sequence analysis reveals amplification in the higher plants [J]. Genetics, 153 (1): 427-444.

REYES J L, CHUA N H, 2007. ABA induction of miR159 controls transcript levels of two *MYB* factors during*Arabidopsis* seed germination [J]. The Plant Journal, 49 (4): 592-606.

RIECHMANN J L, HEARD J, MARTIN G, et al., 2000. *Arabidopsis* transcription factors: genome-wide comparative analysis among Eukaryotes [J]. Science, 290 (5499): 2105-2110.

SCHUCK F, SCHMITT U, REINHARDT S, et al., 2015. Extract of *Caragana sinica* as a potential therapeutic option for increasing alpha-secretase gene expression [J]. Phytomedicine, 22 (11): 1027-1036.

SCHWINN K E, NGO H, KENEL F, et al., 2016. The Onion (*Allium cepa* L.) R2R3-*MYB* Gene *MYB1* Regulates Anthocyanin Biosynthesis [J]. Frontiers in Plant Science, 7 (1865).

SEO P J, PARK C M, 2010. *MYB96*-mediated abscisic acid signals induce pathogen resistance response by promoting salicylic acid biosynthesis in *Arabidopsis* [J]. The New Phytologist, 186 (2): 471-483.

SEO P J, XIANG F N, QIAO M, et al., 2009. The *MYB96* transcription factor mediates abscisic acid signaling during drought stress response in *Arabidopsis* [J]. Plant Physiology, 151 (1): 275-289.

SHEEN X L, CANDACE J W, STEPHEN M K, et al., 2012. CCA1 and *ELF3* Interact in the control of hypocotyl length and flowering time in *Arabidopsis* [J].

Plant Physiology, 158 (2): 1079-1088.

SHI H, ISHITANI M, KIM C, et al., 2000. The *Arabidopsis thaliana* salt tolerance gene *SOS1* encodes a putative Na^+/H^+ antiporter [J]. Proceedings of the National Academy of Sciences of the United States of America, 97 (12): 6896-6901.

SMALL I, PEETERS N, LEGEAI F, et al., 2004. Predotar: A tool for rapidly screening proteomes for N-terminal targeting sequences [J]. Proteomics, 4 (6): 1581-1590.

STRACKE R, ISHIHARA H, HUEP G, et al., 2007. Differential regulation of closely related R2R3-*MYB* transcription factors controls flavonol accumulation in different parts of the *Arabidopsis thaliana*seedling [J]. The Plant Journal: for cell and molecular biology, 50 (4): 660-677.

STRACKE R, WERBER M, WEISSHAAR B, 2001. The R2R3-*MYB* gene family in *Arabidopsis thaliana* [J]. Current Opinion in Plant Biology, 4 (5): 447-456.

TAKOS A M, JAFFE F W, JACOB S R, et al., 2006. Light-induced expression of a *MYB* gene regulates anthocyanin biosynthesis in red apples [J]. Plant Physical, 142 (3): 1216-1232.

TERIBIA N, TIJERO V, MUNNÉ-BOSCH S, 2016. Linking hormonal profiles with variations in sugar and anthocyanin contents during the natural development and ripening of sweet cherries [J]. New Biotechnology, 33 (6): 824-833.

VANNINI C, LOCATELLI F, BRACALE M, et al., 2004. Overexpression of the rice *Osmyb4* gene increases chilling and freezing tolerance of *Arabidopsis thaliana* plants [J]. The Plant Journal, 37 (1): 115-127.

WAITES R, SELVADURAI H R N, OLIVER I R, et al., 1998. The *PHANTASTICA* gene encodes a *MYB* transcription factor involved in growth and dorsoventrality of lateral organs in *Antirrhinum* [J]. Cell, 93 (5): 779-789.

WALFORD S A, WU Y, LLEWELLYN D J, et al., 2011. *GhMYB25*-like: a key factor in early cotton fibre development [J]. The Plant Journal, 65 (5): 785-797.

WAN Y Q, MAO M Z, WAN D L, et al., 2018. Identification of the *WRKY* gene family and functional analysis of two genes in *Caragana intermedia* [J]. BMC Plant Biology, 18 (1): 31.

WANG N, XU H, JIANG S, et al., 2017. *MYB12* and *MYB22* play essential roles in proanthocyanidin and flavonol synthesis in red-fleshed apple (*Malus sieversii* f. niedzwetzkyana) [J]. The Plant Journal: for Cell and Molecular biology, 90 (2): 276-292.

WANG Y C, WANG N, XU H F, et al., 2018. Auxin regulates anthocyanin biosynthesis through the Aux/IAA－ARF signaling pathway in apple [J]. Horticulture Research, 5 (1): 59.

WU F H, SHEN S C, LEE L Y, et al., 2009. Tape-*Arabidopsis* Sandwich-a simpler *Arabidopsis* protoplast isolation method [J]. Plant Methods, 5 (16): 1-10.

XU D H, FANG X W, SU P X, et al., 2012. Ecophysiological responses of *Caragana korshinskii* Kom. under extreme drought stress: Leaf abscission and stem survives [J]. Photosynthetica, 50 (4): 541-548.

YAN H C, XIAO Y Y, KUN H, et al., 2006. The *MYB* transcription factor superfamily of *Arabidopsis* expression analysis and phylogenetic comparison with the rice *MYB* family [J]. Plant Molecular Biology, 60 (1): 107-124.

YANG H, XUE Q, ZHANG Z, et al., 2018. *GmMYB181*, a Soybean R2R3-*MYB*protein, increases branch number in transgenic *Arabidopsis* [J]. Frontiers in Plant Science, 9: 1027.

YANG Q, YIN J J, LI G, et al., 2014. Reference gene selection for qRT-PCR inCaragana korshinskii Kom. under different stress conditions [J]. Molecular Biology Reports, 41 (4): 2325-2334.

YOO S D, CHO Y H, SHEEN J, 2007. Arabidopsis mesophyll protoplasts: a versatile cell system for transient gene expression analysis [J]. Nature Protocol, 2 (7): 1565-1572.

YU E Y, KIM S E, KIM J H, et al., 2000. Sequence specific DNA recognition by the Myb-like domain of plant telomeric protein RTBP1 [J]. Journal of Biological Chemistry, 275 (31): 24208-24214.

YU H N, WANG L, SUN B, et al., 2015. Functional characterization of a chalcone synthase from the liverwort Plagiochasma appendiculatum [J]. Plant Cell Reports, 34 (2): 233-245.

ZAMIOUDIS C, KORTELAND J, VAN P J A, et al., 2015. Rhizobacterial volatiles and photosynthesis-related signals coordinate MYB72 expression in Arabidopsis roots during onset of induced systemic resistance and iron-deficiency responses [J]. The Plant Journal: for cell and molecular biology, 84 (2): 309-322.

ZENG Z, JI Z Y, HU N, et al., 2017. A sensitive pre-column derivatization method for the analysis of free fatty acids by RP-HPLC with fluorescence detector and its application to Caragana species [J]. Journal of Chromatography B, 1064: 151-159.

ZHANG Y, LIANG W, SHI J, et al., 2013. MYB56 encoding a R2R3 MYB transcription factor regulates seed size in Arabidopsis thaliana [J]. Journal of Integrative Plant Biology, 55 (11): 1166-1178.

ZHANG Z, LIU X, WANG X, et al., 2012. An R2R3 MYB transcription factor in wheat, TaPIMP1, mediates host resistance to Bipolaris sorokiniana and drought stresses through regulation of defense-and stress-related genes [J]. The New Phytologist, 196 (4): 1155-1170.

ZHENG C J, WANG L, HAN T, et al., 2016. Pruinosanones A-C, anti-inflammatory isoflavone derivatives from *Caragana pruinosa* [J]. Scientific Reports, 6: 31743.

ZHONG R Q, RICHARDSON E A, Ye Z H, 2007. The *MYB46* transcription factor is a direct target of *SND1* and regulates secondary wall biosynthesis in *Arabidopsis* [J]. The Plant Cell, 19 (9): 2776-2792.

ZHOU J, LEE C, ZHONG R, et al., 2009. *MYB58* and *MYB63* are transcriptional activators of the lignin biosynthetic pathway during secondary cell wall formation in *Arabidopsis* [J]. Plant Cell, 21 (1): 248-266.

ZHOU X, WANG F, ZHOU R J, et al., 2017. Apigenin: a current review on its beneficial biological activities [J]. Journal of Food Biochemistry, 41: e12376.

ZHU J, LI W, YANG W, et al., 2013. Identification of microRNAs in *Caragana intermedia* by high-through put sequencing and expression analysis of 12 microRNAs and their targets under salt stress [J]. Plant Cell Reports, 32 (9): 1339-1349.

附表　引物序列及其用途

引物名称	引物用途	引物序列（5′-3′）
MYB4-1	*CkMYB4* 中间片段克隆	ATGGGMMGGTCHCCKTGY
MYB4-2		GTGTTCCARTARTTCTTWATYTCRTTR
MYB4-3		CTCACACAAACAAAGGDGCRT
MYB4-4		TTCCAATAGTTCTTDATYTCRTTRT
MYB4-5′OU-new	*CkMYB4* 5′ RACE	GCTACAATCCTTGCTGTTCTGC
MYB4-5′IN-new		ACACCGTTCTAACACCGTCTCT
MYB4-3′-OU	*CkMYB4* 3′ RACE	CTTCTCCGATGCGGCAAGAGTT
MYB4-3′-IN		ACTACCTCCGTCCTGACCTCA
F-CkMYB4	*CkMYB4* 全长克隆	GCCTCGAGGTGATCAAAATATGGGAAGGTCAC *Xho* I
R-CkMYB4		GCGTCGACACAGACACTAACTATTTCGGTTCG *Sal* I
F-MYB4-rt	*CkMYB4* qRT-PCR	ATCTGTTTTGTTTGTAGTTTGGGTTTG
R-MYB4-rt		GAAATCATAAGCAGGAGCAGTGTTATT
CiMYB15-HA5′	*CiMYB15* 全长克隆	GCactagtTAAGATTCAGAGCTCTGGCAATTCT
CiMYB15-HA3′		GCgtcgacATGGTTAGAGCTCCTTGCTGTGAA
CiMYB15-GFP5′	*CiMYB15*GFP 克隆	GCccatggATGGTTAGAGCTCCTTGCTGTG
CiMYB15-GFP3′		GCactagtGAGCTCTGGCAATTCTGTGG
CiMYB15-SP1	*CiMYB15* 启动子克隆	GTACCTGTTTCCAAGCAACTCATGC
CiMYB15-SP2		CGCAGTCTACAGCTCTTTCCACATC
CiMYB15-SP3		GAGGAAGTACCAATTACCAGCATG

（续表）

引物名称	引物用途	引物序列（5′-3′）
q-CiMYB15-5′	qRT-PCR	CTGTAGACTGCGCTGGATTAACTATC
q-CiMYB15-3′		GTTCTTCCTGGTAACTTTGCTGCA
AtCHS-5′	qRT-PCR	GGTGCCATAGACGGACATT
AtCHS-3′		TCCATACTCGCTCAACACG
AtCHI-5′	qRT-PCR	CTCTATCTGTCAAGTGGAAGG
AtCHI-3′		GAAAACGCAACCGTAAGAG
AtF3H-5′	qRT-PCR	AGAGGCTTATGAGTTTGGC
AtF3H-3′		TGTAGCAGCAAGGTAATGG
AtFLS-5′	qRT-PCR	GGATTCTCTCGGATGGATTAG
AtFLS-3′		CGCCGATGTGAACAATGAC
AtDFR-5′	qRT-PCR	TGGTGGTCGGTCCATTCAT
AtDFR-3′		GAGAGAGCGCGGTGATAAGG
CiMYB68-3′-Outer	3′-RACE	GAGCCCTGAAGAGGACGAAA
CiMYB68-3′-Inter		GAGCAAATCCATTCCAGGTC
CiMYB68-5′-Outer	5′-RACE	GACCTGGAATGGATTTGCTCA
CiMYB68-5′-Inter		GCTTCTTCAATGTTTCGTCCTC
CiMYB68-1	全长克隆	GCCTCGAGATGGATTCGGCAAAGAAAGAC *Xho* I
CiMYB68-2		GCACTAGTCTACTCATATTTCTCTACTCGACCCT *Sac* I
F-EF1α-rt	内参基因	TGGGTGGGACATTCTCTGATT
R-EF1α-rt		GCACGGTTCACTTCTTCTTAGC
F-CiMYB68-rt	qRT-PCR	CAGGTTCGGTAACAAGTGGGC
R-CiMYB68-rt		AGAGTATCCGTGATGGCAGAGCA
CiMYB68-SP1	启动子克隆 （第一次步移）	TCTGGGACCGTAAGTCTGAACC
CiMYB68-SP2		TGGCCCACTTGTTACCGAACCT
CiMYB68-SP3		GTGGTTCTTAATGGCGTTGTCG
CiMYB68-SP4	启动子克隆 （第二次步移）	CATACGGTCCATACAGAATGGACAC
CiMYB68-SP5		ACGTATGTTGGCTTCACGCTCTAGG
CiMYB68-SP6		TTCCTGGCAAGGCAGTTACTAGTGT

（续表）

引物名称	引物用途	引物序列（5′-3′）
CiMYB68-3	GFP 表达载体构建	GCAGATCTCATGGATTCGGCAAAGAAAGAC *Bgl* Ⅱ
CiMYB68-4		GCACTAGTCTCGACCCTGCCAAT TCC *Spe* I
CiMYB74-HA5′	全长克隆	cctcgtcgacggatcAATGGGAAGATCACCTTGCT
CiMYB74-HA3′		gctcactagtggatcATTTACAAGAAGTCATTAATGTCCA
CiMYB74-GFP5′	GFP 克隆	GCccatggAAATGGGAAGATCACCTTGCT
CiMYB74-GFP3′		GCactagtCAAGAAGTCATTAATGTCCAGACTC
CiMYB74-SP1	启动子克隆	CCAAGACACTGTGGAGCTGAATGA
CiMYB74-SP2		GCAACTCTTGCCACATCTTTGC
CiMYB74-SP3		GCCAATTTCCAGGTCCATGAGT
q-CiMYB74-5′	qRT-PCR	CTCAAAGCCACAACGTGAATAAC
q-CiMYB74-3′		TCGATAAAGGCGTAGACAGAACTG
CiMYB116-HA5′	全长克隆	cctcgtcgacggatcTATGTCCACAATTGCAAAGAGAG
CiMYB116-HA3′		gctcactagtggatcACTTTCACATAGCATTCATGTTCC
CiMYB116-GFP5′	GFP 克隆	GCccatggCTATGTCCACAATTGCAAAGAGAGA
CiMYB116-GFP3′		GCactagtTAGCATTCATGTTCCACAAAGCA
CiMYB116-SP1	启动子克隆	TCTAGGGAGATCATTACCTGTTACCC
CiMYB116-SP2		CAAGTAATTAAGCCATCTGAGTCTGC
CiMYB116-SP3		AACATATTCCAACGACCTTCACCAT
CiMYB116-Pro5′	启动子基因克隆	GGTGGTTTCGTGGATTGGTCT
CiMYB116-Pro3′		CCAGTTGGGGTATCGGAAT
CiMYB102-3′-out	3′-RACE	CCAGAAACTCACGGATTACATT
CiMYB102-3′-in		CCAGATATAAAGCGAGGACG
CiMYB102-F-Nco I	全长克隆	gcccatggCTATGGGGAGAACACCTTGTTG
CiMYB102-R-Spe I		gcactagtCATGAACTCATTCGCATCTAAAAT
CiMYB60-F	全长克隆	ggactcttgaccatgATGGGGAGACCTCCTTGCTGT
CiMYB60-R		gtcagatctaccatgAACATGGGAGATAATTCCATCATCTC
CiMYB185-F	全长克隆	gcagatctATGGGAAGAGCTCCTTGTTGTTCA
CiMYB185-R		gcactagtAGGCCAATAAGGACTCAGCAAAAG

（续表）

引物名称	引物用途	引物序列（5'-3'）
CiMYB31-F-Nco I	全长克隆	gcccatggTAATGATGGGAAGACCACCTTG
CiMYB31-R-Spe I		gcactagtAAACAACCCTTCAGTACTTTCTTCA
CiMYB60-1st-SP1	启动子克隆 （第一次步移）	CATTCCTTCTTCATGGGGAGTGA
CiMYB60-1st-SP2		CAACTTTTGCTACACCTTGACAACCC
CiMYB60-1st-SP3		GAACTGATCTCCAATTTCCAGGACC
CiMYB60-2st-SP1	启动子克隆 （第二次步移）	GGAACTGATCTCCAATTTCCAGGAC
CiMYB60-2st-SP2		AACTTTGTCACAGCAAGGAGGTC
CiMYB60-2st-SP3		TTCTGCCTCTCAAAACTCTCAC
CiMYB31-1st-SP1	启动子克隆 （第一次步移）	AGATAGTTGGTCCATCTGAGTCTGC
CiMYB31-1st-SP2		CAACACCAGTACAACAGGGTATGT
CiMYB31-1st-SP3		CCAATTCCCAGGTCCATGTTCTTG
CiMYB31-2st-SP1	启动子克隆 （第二次步移）	GAGACACTTACTCTCTCTTTCTTCC
CiMYB31-2st-SP2		GGCGCGTGTATATATAGAAGCAGC
CiMYB31-2st-SP3		AAAGTCAGCAAGCTAGGCGTCCAC
CiMYB185-1st-SP1	启动子克隆 （第一次步移）	CATACCACGTAACTAGGTCTTGACTC
CiMYB185-1st-SP2		GAACCAGAGAAAATAATGAACCCG
CiMYB185-1st-SP3		CTTTTTGGAAGTGATCTCCACTGGC
CiMYB185-2st-SP1	启动子克隆 （第二次步移）	CCCAACTTTTGAACAACAAGGAGC
CiMYB185-2st-SP2		CTCTACCTCAGAAGGAAACAGAGC
CiMYB185-2st-SP3		CCCATGGATCAGGACAAATATG
CiMYB102-1st-SP1	启动子克隆	AGACGGCAACTCTTTCCACATC
CiMYB102-1st-SP2		GTGTTGGTGCCGTGGAAATAGGAG
CiMYB102-1st-SP3		CCATGTTTCTGAATGTAATCCGTG
Pro-CiMYB60-F	启动子基因克隆	TGAAAACTCGATCATCTCTGGAAG
Pro-CiMYB60-R		AACTTTGTCACAGCAAGGAGGTCT
Pro-CiMYB31-F	启动子基因克隆	TTTGGTGTTCCGTGGTGTAACA
Pro-CiMYB31-R		CAAGGTGGTCTTCCCATCATTACT
Pro-CiMYB185-F	启动子基因克隆	TTCATGCGCCCAGACCAATAAT
Pro-CiMYB185-R		GAACAACAAGGAGCTCTTCCCATC

（续表）

引物名称	引物用途	引物序列（5′-3′）
Pro-CiMYB102-F	启动子基因克隆	TAGTATGAATCCAGAAAGTTAGGGG
Pro-CiMYB102-R		TAATCCGTGAGTTTCTGGTCCT
q-CiMYB60-F	qRT-PCR	ACTCATCAATGGAAGTGGAACC
q-CiMYB60-R		ACAACATATCTCCACCACCCTC
q-CiMYB31-F	qRT-PCR	TGTGAAGCACTCTCCCTTGACA
q-CiMYB31-R		TTCCAGAATTTGTAGCCTCAGC
q-CiMYB185-F	qRT-PCR	GTGGTAGGTAAGGAGGACAACGA
q-CiMYB185-R		ACTCTTCATAGAGCTTCTCAAGCG
q-CiMYB102-F	qRT-PCR	AGATTCTAAAGTTGGCTTCCTCAC
q-CiMYB102-R		TCAATGCTGTAGTAGCTGCGTC
qCiEF1α-F	qRT-PCR	CAAAAAGTCCCCTCGTTGTCTC
qCiEF1α-R		AGCAATCGTTCTTCCTAATGATCTAA
q-CiMYB4-5′	qRT-PCR	GAAGAGAACCAACGACGACAGC
q-CiMYB4-3′		CTAGTGGCTGATGAGATTGAGAGG
q-CiMYB5-5′	qRT-PCR	GTGGTAGGTAAGGAGGACAACGA
q-CiMYB5-3′		ACTCTTCATAGAGCTTCTCAAGCG
q-CiMYB14-5′	qRT-PCR	GCCAATACCTTCTCCTCCTACTCA
q-CiMYB14-3′		GGATCCATGATTGCCCATATTATT
q-CiMYB15-1-5′	qRT-PCR	GGATTTCTGGTCGGAAGTGTTG
q-CiMYB15-1-3′		CCCATGTCATTGCACATACTCA
q-CiMYB15-2-5′	qRT-PCR	TGCTTACACAGAGCCCACAGTT
q-CiMYB15-2-3′		AATATTCAGATTCCCCCACCAA
q-CiMYB15-3-5′	qRT-PCR	GCGAGATGCGGAAAGAGTTG
q-CiMYB15-3-3′		GAGGTTGGTGTGCCAGTGGT
q-CiMYB17-5′	qRT-PCR	TCGGTCGATTAGTCATTCTCTAGG
q-CiMYB17-3′		CTTTCTACTCCTTCCTTTCCCTTG
q-CiMYB20-5′	qRT-PCR	CCACAACAATCAGACCCCAAA
q-CiMYB20-3′		GAAGAGGAAGGAGCAGAAGGAA

（续表）

引物名称	引物用途	引物序列（5′-3′）
q-CiMYB31-5′	qRT-PCR	TGTGAAGCACTCTCCCTTGACA
q-CiMYB31-3′		TTCCAGAATTTGTAGCCTCAGC
q-CiMYB36-5′	qRT-PCR	CCTTCAACAACACTAAACCAACCT
q-CiMYB36-3′		CTTCACCACCAAACATTAAAACAC
q-CiMYB42-5′	qRT-PCR	AGAAGACAATTCAACCTCATCACC
q-CiMYB42-3′		CTGACAATCAAATAACCAAGCACA
q-CiMYB44-5′	qRT-PCR	CCACTGGAACTCAACGCTCAA
q-CiMYB44-3′		CTCTTCCACAGAACCGTTAGCA
q-CiMYB46-5′	qRT-PCR	CACCACCAGACACCAATGCA
q-CiMYB46-3′		ACTTCCACCCACTCATTCAACC
q-CiMYB52-5′	qRT-PCR	GGCATCCTCATCACACTATTTTTT
q-CiMYB52-3′		TCTGGCATTATCGGTAACTTCACT
q-CiMYB55-5′	qRT-PCR	CGAAGAGCCAAGAGAAAGCAC
q-CiMYB55-3′		GTTCCATAACTCATCTGAAGGGG
q-CiMYB60-5′	qRT-PCR	ACTCATCAATGGAAGTGGAACC
q-CiMYB60-3′		ACAACATATCTCCACCACCCTC
q-CiMYB67-5′	qRT-PCR	CACATTTCCAACATTTGTTCTCCT
q-CiMYB67-3′		TCTATCATCATCCATTCTCTTCTCAC
q-CiMYB73-5′	qRT-PCR	CAGGTTCGGTAACAAGTGGGC
q-CiMYB73-3′		AGAGTATCCGTGATGGCAGAGCA
q-CiMYB73-1-5′	qRT-PCR	GTCATCATCACTTCCCTTCGC
q-CiMYB73-1-3′		CTTCCTCCGTCACCGTTTCTT
q-CiMYB73-2-5′	qRT-PCR	CACTTCTCTGTCGCTGTCTCTTC
q-CiMYB73-2-3′		AACTCCTCACCTCATTCCTTATCAT
q-CiMYB73-3-5′	qRT-PCR	CTCCAACTTCATTGTCCCTTTCT
q-CiMYB73-3-3′		ACCTCCGTCCTTATCATTTCCT
q-CiMYB83-5′	qRT-PCR	ATGTCGTCCACAACCTCACCA
q-CiMYB83-3′		GTAAAGACTCCATTTTCCAAATCAA

（续表）

引物名称	引物用途	引物序列（5′-3′）
q-CiMYB91-5′	qRT-PCR	GAGAAACAAAAGGGATTAGCAGAA
q-CiMYB91-3′		AAAGACTTAGCGTCACGGAAGG
q-CiMYB102-5′	qRT-PCR	AGATTCTAAAGTTGGCTTCCTCAC
q-CiMYB102-3′		TCAATGCTGTAGTAGCTGCGTC
q-CiMYB107-5′	qRT-PCR	CATTTGGACCTTCATCCTCAGTAA
q-CiMYB107-3′		CATGCAATTACTATTAGCACCACC
q-CiMYB109-5′	qRT-PCR	ATATGGCTTGGATCAAGAGTGGT
q-CiMYB109-3′		GCAAAAGGTTGCCTGGGTAA
qSOS1-F	qRT-PCR	CTCAAGGTCTCGTTTCAGCCA
qSOS1-R		CCATCGTATTTTGCCTTGTGCT
qSOS2-F	qRT-PCR	GAGGCTGTAGCGAACTCAATGG
qSOS2-R		GTATTCCTTCTGTTGCCCTCCA
qSOS3-R	qRT-PCR	AATCCATCGCTCATCAAGAACA
qSOS3-R		CGGTTTATTTCCAAATCCTAGCTTAC
qHKT-F	qRT-PCR	CATCTGGCTCCTAATCCCTCAA
qHKT-R		GAATGTAACCATACTCGTCACGCT
qERD10-F	qRT-PCR	TTGGTCAAGATGAGGCGGTAG
qERD10-R		TGGTCCACAGAAAAGCATAGCA
RD22-F	qRT-PCR	GTATGCCACAAGAACACCTCAG
RD22-R		AGCTGAACCACACAACATGAGT
qCOR15A-F	qRT-PCR	ACCGCAGATACATTGGGTAAAG
qCOR15A-R		CCCTACTTTGTGGCATCCTTAG
qCOR47-F	qRT-PCR	GGCTTTCGTTGATTGCATTT
qCOR47-R		ACACACACAACTTACACAAACTCG
qNCED3-F	qRT-PCR	GTGCGGTTTGCTAGTTCCCTTT
qNCED3-R		ACCCTACAGCCCAAAAGCTACA
qKIN1-F	qRT-PCR	CATCACTAACCAAAACACACTTCA
qKIN1-R		AGCAGAACATTGCTCTTCTCCTC

（续表）

引物名称	引物用途	引物序列（5′-3′）
qRD29A-R	qRT-PCR	AAGTGAGTTGGGAGGCAGTG
qRD29A-F		AAGTTCACAAACAGAGGCATCA
MYBJ2-3′RACE	3′-RACE	Inner：GAAAGATGAAAGTGGGAGTGG outer：CAAGCTCTTTTGGGCAACAG
MYBJ2-5′RACE	5′-RACE	Inner：CCCACTTTCATCTTTCTTCAGC outer：CCCTTTGGTTGTCCTCCTTTA
F-*MYBJ2*	全长克隆	F：CCTCGTCGACGGATCGGGGAGGCCACCATGC R：GCTCACTAGTGGATCGAGCTACTTTCTAAAAC- AAACCTGC
Pro-SP1	启动子克隆	CTGGTCCGTGTTGTTGAATGTAAG
Pro-SP2		TGTCCTCTGTGGAAGATATGAAGC
Pro-SP3		CCTCCTTTATTATCAACACCCTCC
Pro-SP4	启动子克隆	GCGTGCAAGATTGCGCAGATTAG
Pro-SP5		AACACTTCTCGTAAGCCACGTAGC
Pro-SP6		CAGACAAGACAACAAGCTCCGCA
Pro-clone	启动子基因克隆	F：GCTTTTAACTTTCTTGGGAGGTACA R：AGCATGGTGGCCTCCCCATT
MYBJ2-GFP	GFP 表达载体构建	F：GGACTCTTGACCATGGGGAGGCCACCATGC R：GTCAGATCTACCATGAACAAACCTGCAGTACTTTCCTCC
pGFP	GFP 扩增	R：CTCTTTTCGTTGGGATCTTTCG
MYBJ2-HA	过表达载体构建	F：CCTCGTCGACGGATCGGGGAGGCCACCATGC R：GCTCACTAGTGGATCGAGCTACTTTCTAAAACAAA- CCTGC
MYBJ2-GUS	GUS 表达载体构建	F：GCCTGCAGGCTTTTAACTTTCTTGGGAGGTACA *Pst* I R：CCCATGGAGCATGGTGGCCTCCCCATT *Nco* I
Q-*MYBJ2*	qRT-PCR	F：CTGAAGAAAGATGAAAGTGGGAGTG R：GGCTTGGCATGATTAAGGGACA
AtEF1α	qRT-PCR	F：AGAAGGGTGCCCAAATGATGAG R：GGAGGGAGAGAGAAAGTCACAGA
CkEF1α	qRT-PCR	F：AGCAATCGTTCTTCCTAATGATCTAA R：CAAAAAGTCCCCTCGTTGTCTC

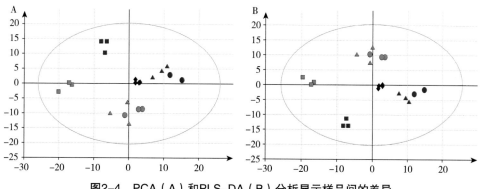

图2-4　PCA（A）和PLS-DA（B）分析显示样品间的差异

注：红色和绿色圆形分别表示10日龄红色和绿色豆荚；红色和绿色三角形分别表示20日龄红色和绿色豆荚；红色和绿色正方形分别表示30日龄红色和绿色豆荚；黑色菱形表示质控样品（QC）。

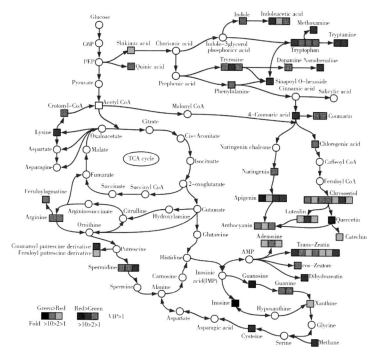

图2-7　红色和绿色豆荚不同代谢途径代谢产物积累模式的比较

注：本研究中检测到的代谢产物以正方形表示，未检测到的以圆圈表示。红色正方形表示的是该代谢产物在红色豆荚中的含量高于绿色豆荚的，颜色越深，含量差别越大。同样的，绿色正方形表示的是该代谢产物在绿色豆荚中的含量高于红色豆荚的，颜色越深，含量差别越大。

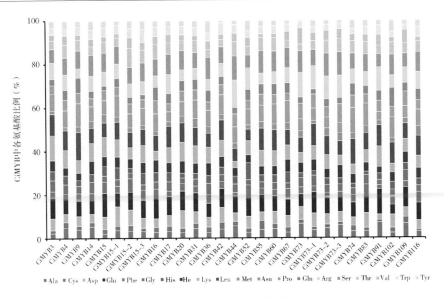

图3-1　CiMYBs蛋白的氨基酸组成

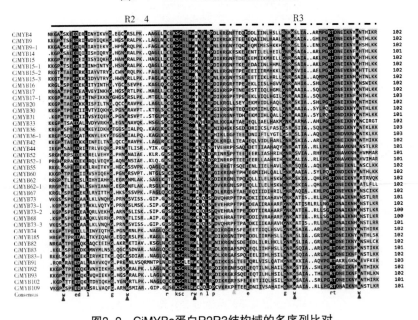

图3-2　CiMYBs蛋白R2R3结构域的多序列比对

注：黑色实线和虚线分别表示R2和R3结构域，红色三角标注MYB结构域中保守的色氨酸，绿色三角标注取代色氨酸的氨基酸。

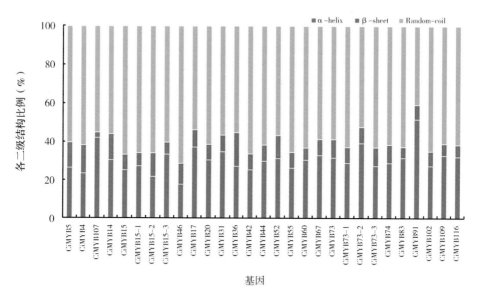

图3-3　CiMYBs蛋白中二级结构的类型及比例

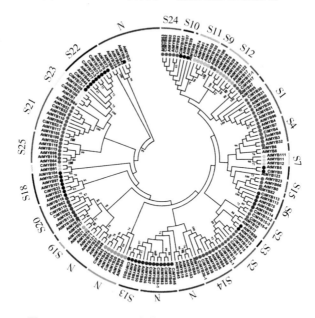

图3-4　CiMYBs和拟南芥MYB蛋白的系统进化分析

注：采用邻接法构建系统进化树；Bootstrap设置为1 000次。

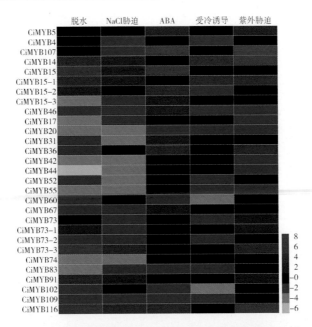

图4-1 不同非生物胁迫处理下*CiMYBs*基因的表达分析

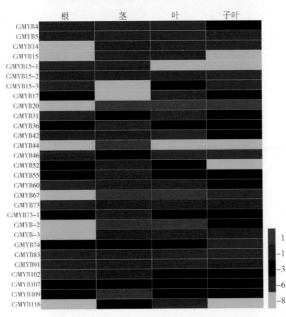

图4-2 中间锦鸡儿不同组织部位*CiMYBs*基因的表达谱

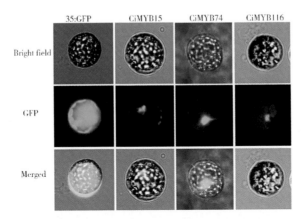

图4-4　拟南芥叶肉原生质体中*CiMYBs*-GFP的亚细胞定位

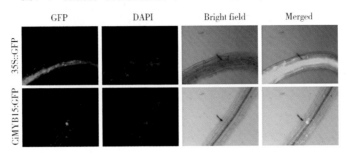

图4-5　***CiMYB15*-GFP稳定表达株系的亚细胞定位**

注：DAPI显示细胞核的位置。

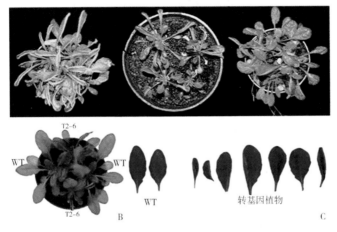

图4-13　转*CkMYB4*基因植物表型（T2代）

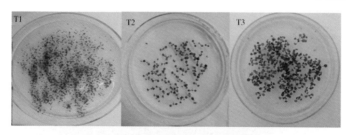

图4-32 转基因纯合体植株的筛选

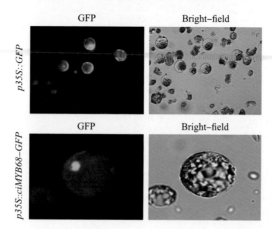

图4-59 *p35S*：：*GFP*和*p35S*：：*CiMYB68-GFP*的瞬时表达

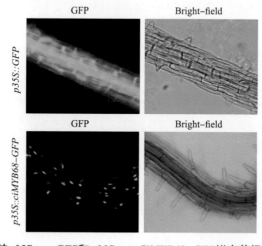

图4-60 转*p35S*：：*GFP*和*p35S*：：*CiMYB68-GFP*拟南芥根中荧光信号

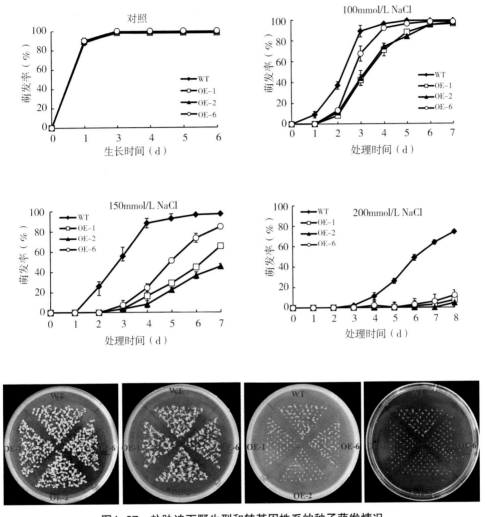

图4-67 盐胁迫下野生型和转基因株系的种子萌发情况

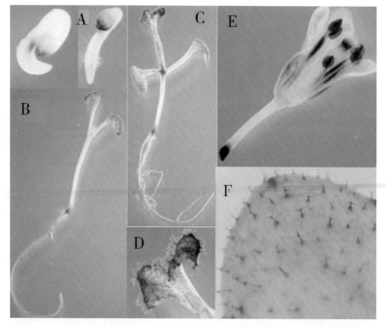

A. 吸胀24h的种子；B. 5d大的幼苗；C、D. 10d大的幼苗及叶片；E. 花；F. 40d大苗的叶片。

图4-98　*CiMYBJ*2在不同组织部位的定位图

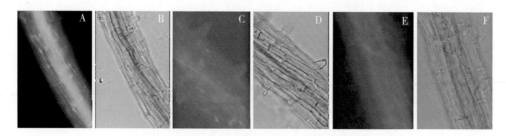

图4-101　*CiMYBJ2-GFP*融合蛋白荧光信号

注：A和B为pCambia1302质粒；C和D为*CiMYBJ2-GFP*融合蛋白；E和F为WT；A、C和E为荧光激发光图像；B、D和F为明场图像。